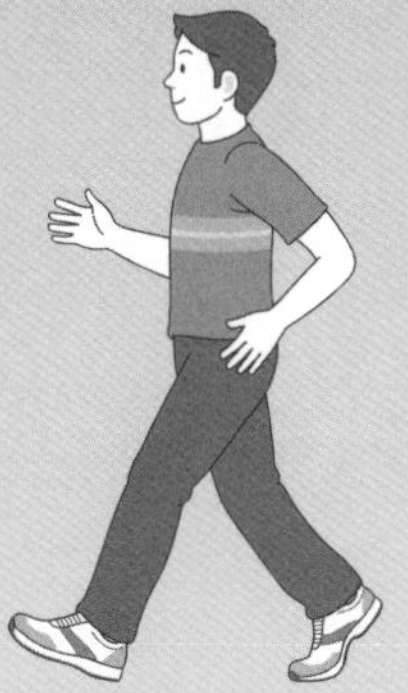

健康沒有捷徑，
每天請走一萬步！

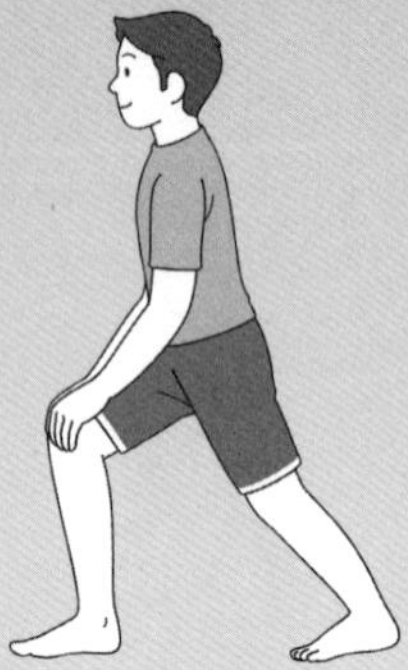

每天做伸展操，
把血管變年輕！

血管老化

内皮細胞が活性化する食習慣で一生切れない、詰まらない「強い血管」をつくる本

當然會中風

內附
血管年齡
檢測表

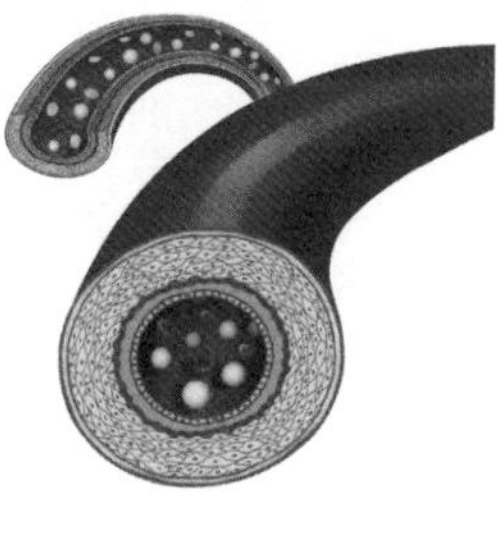

島田和幸◎著
賴祈昌◎譯

目錄 Contents

Chapter 2

最多人想知道的血管問題，一次解答！

Chapter 3

別再吃錯！減鹽、多吃魚及蔬菜，讓血管更健康

Chapter 4

用走路、伸展維持肌肉力，血管會更有活力

強化血管的3個運動習慣

前言

血管變年輕，90%的疾病都會消失

近年來，有越來越多人突然中風或心肌梗塞，這些都是因為「血管老化」，造成血管變硬或變脆而引起的疾病。雖然，血管會隨著年齡增長而逐漸老化，但是，暴飲暴食、偏食、缺乏運動等不良的生活習慣，也會加速血管的老化，導致局部破裂或堵塞，引發中風或心肌梗塞。然而，當血管開始老化時，多數人都無法馬上察覺，導致突然重病纏身，使生活與人生徹底變調。

只要血管強韌，便能預防中風、心肌梗塞

為了避免這種情形，本書將告訴您如何打造「強韌的血管」。只要血管強

韌、健康，就能大幅降低中風或心肌梗塞的可能性。**打造強韌的血管，重點就在於活化血管壁的「內皮細胞」。只要內皮細胞能夠重拾年輕活力，血管也會變強韌，並可預防破裂或堵塞。**

本書將透過作者40年來的臨床經驗與其親身體驗的養生方法，深入淺出地具體介紹內皮細胞的機制，以及讓內皮細胞重拾年輕的訣竅。

血管的健康與否，取決於你怎麼對待它；希望各位能充分運用本書，做好血管的保健。

自治醫科大學附屬醫院院長　島田和幸

第1章

保養你的血管，
遠離高血壓、中風

40歲開始要注意！你的血管老化了嗎？

邁入40歲之後，無論是誰，都會深深感覺到「我老了」。首先是外表的改變，如「掉髮越來越頻繁，白髮明顯變多」、「皮膚上的斑點與皺紋增加」，緊接著像「身體不聽使喚」等體能上的衰退，也會逐漸浮現。

當我們出現這種變化，代表身體正在老化。此時，有些疾病會在不知不覺中惡化，某天突然爆發。其中，最嚴重的就屬「中風」與「心肌梗塞」等心血管疾病。最壞的結果是「猝死」，就算僥倖撿回一條命，多半也會留下後遺症，讓往後的人生徹底改變。

為了避免這種情形，40歲之後，就要認真了解自己的血管狀態，做好必要的防範措施。血管的健康與否，將左右你未來的人生。

每個人血管老化的程度，會因為「生活習慣」而有所不同，稱為「血管疾病年齡」（顯示血管老化程度的指標），與實際年齡不同，這是用來預測罹患血管疾病可能性的標準。

因此，各位不妨先依下頁的表格檢測，確認自己血管的老化程度吧！

你的血管老化了嗎？血管年齡檢測表

❶ □ 吃飯的速度很快，或是經常吃到十分飽。

❷ □ 喜歡吃肉或油炸食物。

❸ □ 很少吃蔬菜。

❹ □ 很少吃魚。

❺ □ 常外食或吃市售的便當。

❻ □ 經常把炒飯、咖哩、義大利麵等單一餐點當作正餐。

❼ □ 常常吃麵，還會連湯都喝完。

❽ □ 常吃速食或零食。

❾ □ 幾乎每天喝酒。

❿ □ 幾乎不運動。

⓫ □ 很少走路，即使只有一小段距離也會搭車。

⑫ □ 很明顯地比以前還要胖。

⑬ □ 工作忙碌、忙於照顧家人。

⑭ □ 長期睡眠不足。

⑮ □ 經常感到焦躁。

⑯ □ 覺得自己壓力很大。

⑰ □ 沒有休閒嗜好。

⑱ □ 血壓偏高。

⑲ □ 血糖偏高。

⑳ □ 低密度膽固醇偏高。

㉑ □ 家族裡有中風或心肌梗塞病史。

㉒ □ 長年抽菸。

第 1～17 題中，打勾者得 1 分；第 18～22 題中，打勾者得 2 分。

「血管年齡」檢測結果分析

正常 （3 分以下）	血管年齡比實際年齡多不到 5 歲，請繼續保持目前的生活習慣。
正常偏高 （4 到 7 分）	血管年齡比實際年齡老，大約多 10 歲左右。越早開始保養，效果越好，請先檢視自己目前的生活習慣。
非常偏高 （8 到 12 分）	血管年齡比實際年齡多 15 歲左右，請盡快開始保養血管。除了重新檢討生活習慣外，如果有高血壓、糖尿病、血脂異常等，建議向專業醫師諮詢，接受治療。要是繼續放任不管，會非常危險。
有點危險 （13 到 17 分）	血管年齡比實際年齡多 20 歲左右，很可能已經出現動脈硬化的現象，請接受檢查、並了解血管年齡後，向專業醫師諮詢，盡早開始執行必要的血管保健，改善生活習慣。如果置之不理，幾年後可能會被血管疾病侵襲。
非常危險 （18 分以上）	血管年齡比實際年齡多 30 歲以上，應該已經罹患動脈硬化，請接受健康檢查、了解血管疾病年齡，並開始積極保養血管。此時多半需要靠藥物治療，但是，最重要的是自己本身必須嚴格做好生活保健。越早開始治療，越能預防恐怖的血管疾病。

愛吃又不愛動的人，血管老化得最快

活到40、50歲時，經常會聽到身邊的親友因為中風而臥病不起，或因心肌梗塞過世，令人不勝唏噓；也有許多人看到新聞報導同世代的運動選手或明星猝死，害怕自己也會有同樣的下場而驚慌不安。

「中風」或「心肌梗塞」會突然侵襲原本平靜的生活，此類疾病起因於血管老化，也就是在血管變硬、變脆後，引起的「血管疾病」。

雖然，人體會與血管一同老化，但是，只要維持良好的生活習慣，血管就會配合年齡增長而慢慢老化，而不是提早老化。也就是說，至少要到75～80歲，才比較容易發生血管疾病。然而近年來，越來越多人在40、50歲就遭受血管疾病侵襲，為什麼呢？

初期的血管疾病，是沒有感覺的

我們身邊充斥著美食與美酒，又有便捷的汽車與大眾運輸工具，這些都是現代社會的產物，以生物學的角度而言，人體自古以來並沒有太大的改變，所以，對人類來說，「美食」、「交通工具」可以說是「現代社會的魔掌」。美食、美酒容易使營養失衡，攝取過量卡路里；交通工具的發達則減少步行的機會，讓我們缺乏運動；而講求速度的現代社會，又會使疲勞與壓力接踵而來。

如果隨著歲月慢慢變老，是不太可能會在40、50歲就面臨血管疾病的威脅。但是，因為我們的生活被現代社會的「魔掌」包圍，生活步調快速而忙碌，對身體造成不良影響，使得血管以驚人的速度老化。

有些人因為暴飲暴食、缺乏運動而罹患高血壓或糖尿病，如果檢查他們的血管，即使實際年齡只有45歲，血管年齡卻可能已經75歲。但是，**即使血管嚴**

重老化，卻幾乎不會有不舒服或疼痛等症狀；因此，許多人都會置之不理，導致血管疾病在某天突然露出邪惡的真面目，讓40、50歲的人，年紀輕輕就因為中風或心肌梗塞而倒下，造成無法挽回的悲劇。

每3人就有1人死於血管疾病，與癌症並駕齊驅

罹患血管疾病，最糟的情況就是猝死，就算僥倖撿回一條命，多半也會留下後遺症，使人生徹底變調。日本人中，每3人就有1人死於血管疾病。根據2010年日本厚生勞動省「人口動態統計」，日本人的死因中，第一名是癌症，共35萬2千人（約占該年死亡人數的26%）、第二名是心血管疾病，如心肌梗塞等，共18萬9千人（約占16%）、第三名是腦血管疾病，如中風等，共12萬3千人（約占10%）。（編按：根據2012年台灣衛生署的統計，國人的十大死因中，癌症位居榜首（約占28%），其次為心臟疾病（約占10.9%），接下來則是腦血管疾病（約占7.1%），相當於每5人中，就有1人死於血管疾病。）

死於心血管疾病與腦血管疾病的人，約占總死亡人數的3成，與癌症並駕齊驅。代表每3個日本人中，就有1人死於血管疾病，又代表3人中有2人死於血管疾病或癌症。這個數據告訴我們，中風或心肌梗塞並不特別，它們是潛伏在你我身旁、恐怖的重大疾病。

吃太鹹、太油，是導致血管老化的兇手

之所以有越來越多人罹患心血管疾病，是因為吃太多高鹽分的食物而導致高血壓，當症狀惡化後，會使腦部細小的血管破裂。

另一方面，「心肌梗塞」或「中風」，都是因「大動脈」硬化所引起的，原本好發於歐美國家，但是從80年代開始，亞洲的病例也逐漸增加；**主要原因就在於「飲食西化」，導致人們過度攝取脂肪與醣類（碳水化合物）**。

因此，日本傳統飲食習慣所造成的「舊東北型腦溢血」，以及近年增加的「歐美型心肌梗塞、中風」這兩種血管疾病，開始蔓延。而喜歡吃醃漬物，也

喜歡吃炸雞或漢堡排，合併東西方的負面飲食習慣，會加速小動脈與大動脈雙雙提早老化。

再這樣下去，就會有越來越多人罹患血管疾病；40、50歲是衝刺事業的黃金期，如果因為血管疾病而倒下，國家的未來會如何呢？而我們自己的人生與家人的生活，又該如何是好？

為了預防血管疾病，並打造幸福的生活，從踏入4字頭開始，就要誠實面對自己的血管，航向沒有血管疾病的人生。

血管疾病是沉默的殺手，發病前沒有症狀

引起血管疾病的主要原因為高血壓與糖尿病，罹患此類病症的人，幾乎不會有任何不適的症狀，所以又被稱為「沉默殺手」。如果對高血壓或糖尿病置之不理，多半會在沒有疼痛感、不適、發燒等症狀下，直接惡化致死。

舉例來說，**「中風」前的徵兆是「臉部半邊無法動彈」、「單側視野缺損」（有一側的東西看不見）等症狀，出現這些症狀時，並不屬於疾病的前兆，是屬於「早期症狀」，代表「已經」罹患這類疾病。**若未盡早送醫處理，可能會喪命或留下嚴重的後遺症。

由於血管遍佈全身，我們無法直接觀察、掌控它的狀況，即使疾病惡化，甚至是發病前夕，身體也不會傳達任何訊息提醒我們。前一天還能精神奕奕地

「血管老化」會導致這些疾病！

血管疾病多半發生在動脈，易造成的疾病如下所示：

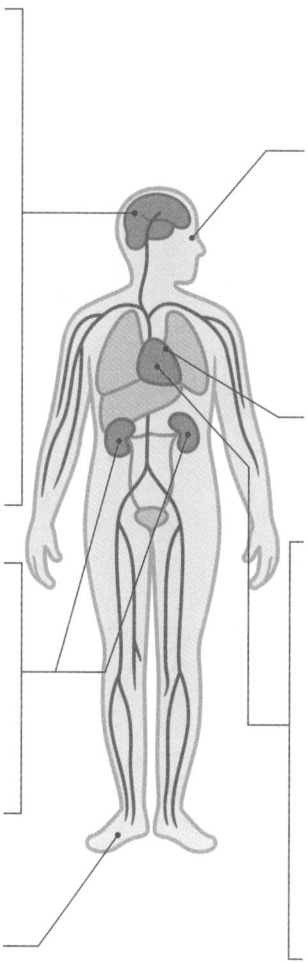

★中風
又分為腦溢血與腦梗塞。

★腦溢血
腦部的小動脈變硬、變厚，形成動脈瘤而破裂。「蜘蛛膜內出血」也是腦溢血的一種，主要原因是高血壓而非動脈硬化，死亡率也很高。

★腦梗塞
如果腦部動脈的硬化越趨嚴重，血流會被血栓擋住，導致血栓後方的細胞壞死。如果發生在主動脈，死亡率會提高。

★腎硬化
腎臟的小動脈硬化，會使腎臟變小變硬，讓腎功能衰退。

★腎衰竭
腎臟硬化現象持續惡化後，會使腎功能進一步衰退，此時多半需要洗腎。

★閉塞性動脈硬化
如果動脈硬化越趨嚴重，流到腳部的血液不足，會造成步行障礙，形成「間歇性跛足」。惡化時，腳部會產生壞疽。

★眼底出血
因為視網膜的動脈硬化，產生視力障礙，惡化後會造成眼底大量出血，導致失明。

★主動脈瘤破裂
腹部或胸部的主動脈硬化，形成瘤狀硬塊。若硬塊破裂，會使體內大量出血；發作時會伴隨劇烈的疼痛，死亡率很高。

★心絞痛
「冠狀動脈」會將血液送往心臟，當冠狀動脈的內腔縮窄，暫時阻絕血液流通，會造成心絞痛發作，使胸部發生劇烈疼痛。

★心肌梗塞
血栓堵在冠狀動脈，使血液無法流到心臟，造成心臟的肌肉壞死，死亡率非常高。

工作，隔天就突然倒下，讓許多人在壯年期就撒手人寰。

血管疾病的惡化是毫無徵兆的，就好像對佈滿人體的血管，設下「無形的陷阱」。雖然沒有病前症狀，如果置之不理，難保不會有猝死的危險。

中風、心肌梗塞全因「血管老化」，和器官無關

動脈會將血液從心臟運送到全身各處，而血管疾病就發生在動脈中。主要的血管疾病，較常發生於腦部的是「中風」、發生於心臟的則是「心絞痛」與「心肌梗塞」。我要澄清一個迷思，**「中風」、「心絞痛」與「心肌梗塞」，都不是因為腦部或心臟本身有問題，其病因均在於連接各個器官的「血管」。**

接著，再看看這些疾病的成因以及發作模式。以發病的部位與症狀而言，「中風」可以分為「腦溢血」與「腦梗塞」兩種。「腦溢血」主要發生於腦部的「小動脈」，血管因為老化而變厚、變硬，因而在血管壁形成腫瘤。如果破裂，就會使腦部出血，傷害周圍的腦細胞，損傷腦部功能。

另一方面，「腦梗塞」如果發生在腦部的主動脈，情況會非常嚴重。血管內部隨著老化而變窄，此時，如果被血栓（血塊）堵住，就會阻斷血流，使得細胞因為無法接收氧氣與養分而死亡。如果大腦、小腦與腦幹壞死，人體便無法自行呼吸而導致心跳停止。

主動脈（冠狀動脈）會輸送氧氣與養分給心臟的肌肉，而狹心症與心肌梗塞，則是因為主動脈血管內部老化、變窄而引起的。

血管內部變窄之後，該區域的血流會減弱，無法供應充足的氧氣與養分到心肌，如果又進行劇烈運動，就會加重心肌與冠狀動脈的負擔，讓胸口產生暫時性的劇烈疼痛；此時只要好好休息，通常可以舒緩疼痛。而「心肌梗塞」則是血管內部變得更狹窄，血栓堵住該處，截斷血流所導致的。一旦沒有血液流經心肌細胞，就會逐漸壞死，最後使心臟停止跳動。

由此可知，**「中風」或「心肌梗塞」這類可怕的疾病，起因並不在於器官的功能衰退，而在於血管的老化。**

血壓及血液檢查，可測出血管是否老化

「血壓」與「血液檢查」都是健康檢查常見的項目，可以從中看出血管老化的程度。其中，與血管關係最密切的是「血壓」。血壓偏高，代表血管壁過度收縮，因為血管持續處於緊繃的狀態而造成負擔；因此，**血壓偏高的人，血管容易疲乏老化。**

另一方面，「血糖」與「低密度膽固醇」過高，是指血液中充滿過多的血糖與低密度膽固醇；這種狀態容易使血液混濁，阻礙血液流動，會加重血管的負擔，加快老化速度。

血壓、血糖、低密度膽固醇的狀況，與血管的健康程度息息相關。訂定血壓與血液檢查的診斷標準，目的也在於預防中風與心肌梗塞等血管疾病。

罹患血管疾病風險的檢查標準

	× 危險	○ 安全
血壓	收縮壓 140mmHg 以上 舒張壓 90mmHg 以上	收縮壓： 130～139mmHg 以上 舒張壓： 85～89mmHg 以上
空腹血糖	126mg/dL 以上	110～125 mg/dL 以上
醣化血紅素	6.1%以上	5.2～6.0%
低密度膽固醇	140mg/dL 以上	120～139mg/dL

註：上述均以各項檢查的診斷標準做為「標準值」。

如果數值在診斷標準中屬於「罹病範圍」，代表可能屬於血管疾病的危險範圍。不過，**不必因為血壓或血液檢查的數字起伏而不安，這是顯示血管目前的狀態，也是提醒我們血管疾病的風險所在。**

不過，也不能置之不理，如果因為沒有不適感就視而不見、怠慢疏忽，血管就可能會在某天發生意想不到的問題。

「吃太鹹」讓血管變硬，代表越脆弱

據說，如果將血管視為單獨的器官，應該有120年的壽命。以全身組織的平均值而言，人類的平均壽命約為80歲，但是，在生活習慣的長年影響之下，每個人也有所不同。有人健健康康地活到百歲，也有人年紀輕輕，40、50歲就因為血管疾病而倒下，其中的差別，就在於「生活習慣」。

如同各位經常聽到的「動脈硬化」一詞，血管疾病發生在動脈。動脈會讓心臟輸出的血液循環全身，比靜脈更厚實且充滿彈性。但是，因為我們的身體不是機器，當動脈配合心臟，每天大約跳動10萬次，在不斷收縮與擴張下，會逐漸失去彈性，變得又硬又脆。

這種狀態就是「動脈硬化」，雖然是「變硬」，但不代表變強壯，因為血

管的特徵就是越硬越脆弱。

舉例來說，就像長年使用的橡膠水管，會逐漸老化並失去彈性，變得硬梆梆的，只要有一點傷痕，就容易裂開而破損。尤其是年紀踏入4字頭後，肌膚不再緊實，頭髮也逐漸稀疏，動脈同樣也會隨著年紀增長而逐漸老化。

這時候，如果再加上暴飲暴食、偏食、缺乏運動、抽菸、壓力過大等不良生活習慣，老化速度更會快馬加鞭。以前雖然流行「熱血員工」或「奮鬥一整天」，但是，這種經常處於緊張狀態的忙碌生活，會嚴重損害血管，加速動脈硬化。

多餘的鹽分會讓血管變硬，壞膽固醇入侵

話說回來，動脈硬化的血管，也就是嚴重老化的血管，究竟發生了什麼事呢？根據頸動脈超音波檢查的照片，肉眼可以看到的部分有：動脈壁堆積各種物質，逐漸變厚，導致血管腔（血管內側的管道）變窄；以及整體血管壁變

厚。另一方面，肉眼看不到的部分則有：動脈變硬、血液流動變差。之所以造成上述情形，主要原因有高血壓、高血脂、高血糖（糖尿病）。

首先，我們來看看「血壓」與「動脈硬化」之間的關聯性。

如果攝取過多鹽分，體內的礦物質會失去平衡，人體會啟動生理機能，排出多餘的鹽分，導致血壓增高；**而多餘的鹽分也會滲入血管壁，使血管變得又厚又硬。如果一直持續這種狀態，血管壁內側的內皮細胞會變脆弱，隔離功能減弱，「異物」也會很容易從傷口的空隙進入血管壁。**

最具代表性的「異物」，就是充斥在血液中的「低密度膽固醇」。「低密度膽固醇」進入血管壁後，很容易受到活性氧攻擊，而氧化後的「低密度膽固醇」，對健康將造成更大的危害。如此一來，身體的免疫功能會把氧化的「低密度膽固醇」視為「異物」而展開攻擊。於是，具有免疫功能的單核球（註1）會從血液進入血管壁，轉變為巨噬細胞（註2），吃掉氧化後的低密度膽固醇。

吃掉異物而感到飽足的巨噬細胞，會變成泡沫狀，也就是成為泡沫細胞，使血管內膜產生塊狀隆起，形成「粥狀斑塊」；這就是主動脈經常發生的「粥狀硬化」現象。另一方面，如果血糖長期偏高，AGE（註3）這種有害物質會充斥在血液中。AGE也會入侵血管壁，進入粥狀斑塊裡，加速動脈硬化。

當血管無法承受這種負擔，斑塊就會破裂而形成血栓（血塊）堵住血管，引發中風或心肌梗塞等血管疾病。

【註1】單核球是一種白血球，負責身體的免疫功能。

【註2】巨噬細胞是一種免疫細胞，外觀像原始的變形蟲，會吃掉體內異物，讓異物無法進入自己體內，避免傷害人體，又稱為「吞噬細胞」。

【註3】AGE是指當血液中的血糖變多，會和蛋白質結合變成AGE，形成活性氧而導致血管受損。

恐怖的血管老化過程

主動脈老化的同時，血管壁也會出現瘤狀的隆起。

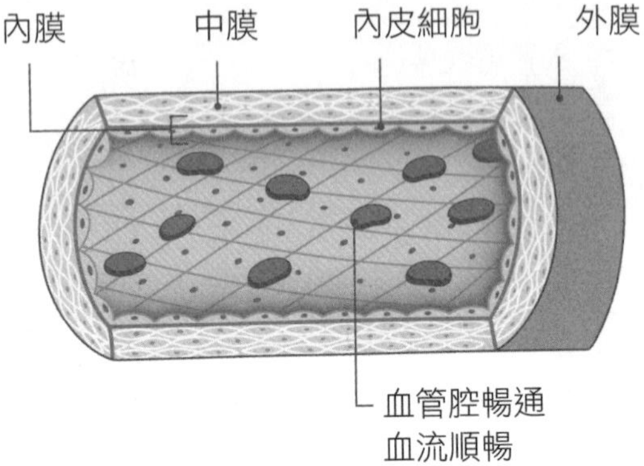

● **正常的血管**

柔韌有彈性，血管壁內側的內皮細胞光滑無傷痕，細胞排列整齊。

● **一旦血管開始老化，容易引發疾病！**

各種物質形成瘤狀隆起的「斑塊」，堆積在血管壁。

← 隨著斑塊逐漸變大，血管腔變窄，導致血液流通變差，血管壁也失去彈性而變得脆弱。

← 斑塊破裂使血栓堵住血管，引發中風或心肌梗塞等血管疾病。

【動脈發生「粥狀硬化」的過程】

● **「開始硬化」的動脈血管**

低密度膽固醇從內皮細胞的傷口進入內膜。巨噬細胞解決膽固醇後，變成粥狀隆起的「斑塊」，血管開始失去彈性而變硬。

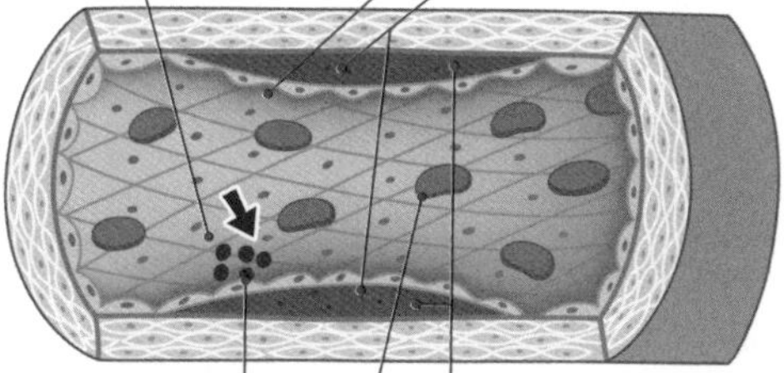
高血糖造成的AGE也會進入血管壁，逐漸堆積。
內皮細胞出現傷口，血管維持健康的功能逐漸減弱。
斑塊
低密度膽固醇進入內膜。
巨噬細胞吃掉氧化後的低密度膽固醇後，變成泡沫狀的細胞，堆積在血管壁。
血管腔開始變窄，血流也變得緩慢。

● **「已經硬化」的動脈血管**

血管一旦惡化，斑塊會變大，使血管變硬變厚而脆化。血壓急遽上升，讓大顆斑塊易破裂，使血管形成血栓，以覆蓋傷口而堵住血管腔。血流一旦堵塞，會引發中風或心肌梗塞。

動脈開始硬化，血管變窄，血流變慢

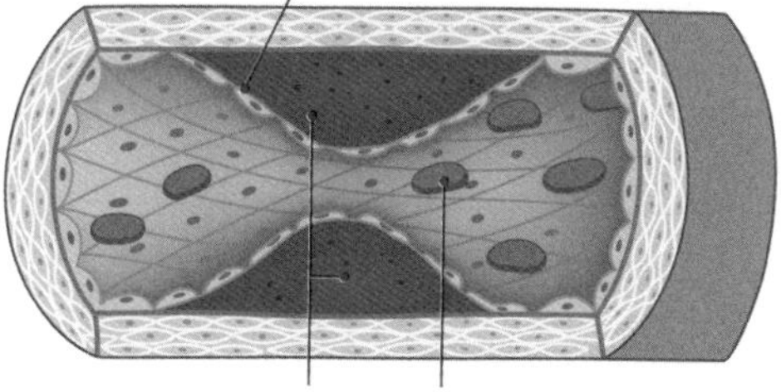
內皮細胞變脆弱。
斑塊變大後，破裂的風險也會增加。
血管腔變窄，血流變緩慢。

血管像「水管」，血液像「水」，水管髒汙，水就會變混沌

好幾年前，日本吹起一股「保持血液清澈」的風潮，即使時隔多年，也能經常在健康雜誌或電視節目中看到。受到這股風潮影響，讓很多人以為只要保持血液清澈，就能預防可怕的血管疾病。

然而，維持血液的清澈固然重要，但是這樣是不夠的。預防血管疾病的根本，在於血管本身，如果血管無法保持年輕健康，即使血液清澈，依舊會發生血管疾病。

如果把血管比喻成「水管」、血液比喻成「水」，即使「水」清澈甘甜，「水管」卻因為生鏽而滿是髒污，水還是會變混濁而無法飲用。如果水管有破

損，還會漏水。水管內流動的液體雖然重要，卻也不能輕忽水管本體的品質。

血栓（血塊）堵塞而引發血管疾病的主要原因，大致可分為下列3項：

❶血管壁出現異常。

❷血液流動不順暢。

❸血液黏稠度偏高（血液混濁）。

其中❶和❷與血管有直接關連，而❷和❸則與血液有關。換句話說，想要預防血管疾病，光是注意血液還不夠，也必須注重血管本身的保健。

新式血液檢查，能測出血管老化程度

「維持血液清澈」之所以比血管更早受到矚目，是有原因的。醫學界起初注重的是血液的檢查與治療，直到最近幾年，才開始注意血管整體的保養，相關的檢查才變得較為全面。

正如各位所知，透過血液檢查，可以測量血糖和膽固醇的數值，了解血液的健康程度。此外，「血壓」是判斷血管健康程度的一大指標，但是，**一般的健康檢查可以了解血管的健康程度，卻無法了解血管的狀況。**

新式血液檢查可以直接且詳細測量血管健康程度，其中，以近年快速普及的脈波傳導速度（PWV）檢查、血流中介血管擴張（FMD）檢查、頸動脈超音波檢查，對於了解「血管疾病年齡（顯示血管老化程度的指標）」非常有效（請參考P178）。

再者，近年來有越來越多醫院或診所成立血管研究室，如此一來，民眾便能透過各式檢查，正確診斷血管的健康程度，針對動脈硬化等疾病，進行預防性治療或保健。

現在開始改變，血管在「3年內」返老還童

現在有個問題想請教各位，你了解血管的結構與功能嗎？或許，大部分的人都沒什麼頭緒。簡單來說，血管是「讓血液遍佈全身的管路」，分為動脈、靜脈與微血管。動脈會將血液送出心臟，靜脈則從身體各處將血液運回心臟，微血管則是連接動脈與靜脈的細微血管。

血液在血管中流動，將氧氣與養分運送到身體各部位，而老化的血液也會在途中重生、更新，藉此維持我們的生命。換句話說，想活下去，就一定要讓血液在血管內不停流動。這就好像沒有終點的河流，動脈與靜脈是「主流」，與微血管的「支流」遍佈全身，維持生命機能。因為血管是讓血液循環流動的器官，所以，血管與心臟又統稱為「循環系統」。

一名成年人的血管，全長約有10萬公里，長度可以環繞地球兩圈半，而構成血管的基本細胞是內皮細胞，面積約有7000平方公尺，相當於27座網球場，令人瞠目結舌。從長度、面積以及遍佈全身的規模看來，血管可以說是「人體最大的器官」。

血管壁會定期新陳代謝，好好保養就能變強韌

血管的內部結構是什麼樣子呢？中風與心肌梗塞等重大的血管疾病都發生在「動脈」，因此，我們先來檢視一下動脈。

由外而內，動脈分別由外膜、中膜、內膜構成，形成血管壁。外膜是保護層；中膜由平滑肌細胞等構成，與血管的擴張與收縮有關；內膜則由內彈性層與內皮細胞構成，而內彈性層是一層薄薄的纖維。

其中，「內皮細胞」與血管的健康程度具有高度相關性。「內皮細胞」位於血管壁最內側，與血液接觸，負責血管的隔離功能，類似我們身體表面的皮

膚。如同各位所知，皮膚以28天為新陳代謝的週期，會更換新的表皮，**血管壁的內皮細胞也一樣，會定期新陳代謝。**

「內皮細胞」的轉換週期大約是1000天，也就是2年9個月左右。或許有人覺得很久，但是，疲累的細胞組織不用3年就可以變強壯、重生，已經算快了。而且，雖然說是「重生」，也不是一次換新所有細胞，而是每天都有新細胞取代舊細胞，大約需要2年的時間徹底換新。

因此，如果開始保養血管，當天就會產生肉眼看不到的效果。雖然要反映在血壓等測量數據上，得花上一段時間，但是，血管內部確實已經產生良性的改變。

血管構造與內皮細胞的功能

內皮細胞如果充滿活力，就會透過隔離與活化功能，讓血管以自己的力量維持年輕強韌。

【動脈的構造】

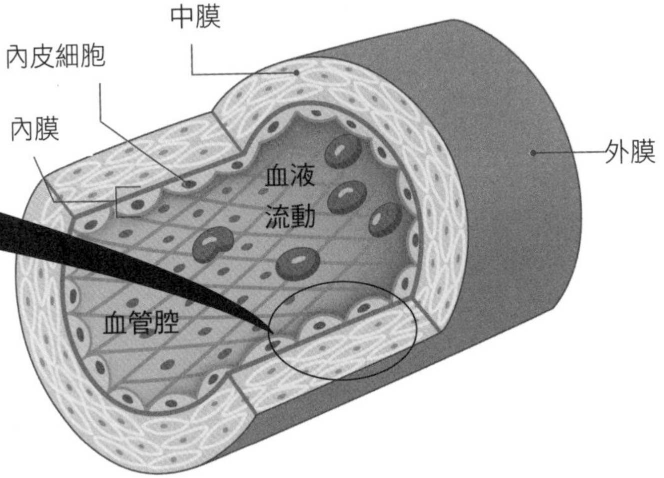

● 血管是維持生命的最大功臣

血管大致可以分成動脈、靜脈與微血管，動脈讓血液從心臟流出、靜脈讓血液流回心臟、微血管則是連接動脈與靜脈的細微血管。動脈厚實而充滿彈性，靜脈則是比動脈薄且缺乏彈性。血管就像一張遍佈人體的網子，全長約有10萬公里（約可環繞地球2圈半），並將血液運送到全身各部位，堪稱人體最大的器官。

【內皮細胞的功能】

★保護血管的「隔離功能」

預防血液中不好的成分進入血管壁內。

★促進血管擴張的「活化功能」

內皮細胞產生的一氧化氮，會給予血管壁良性刺激，使血管壁擴張。

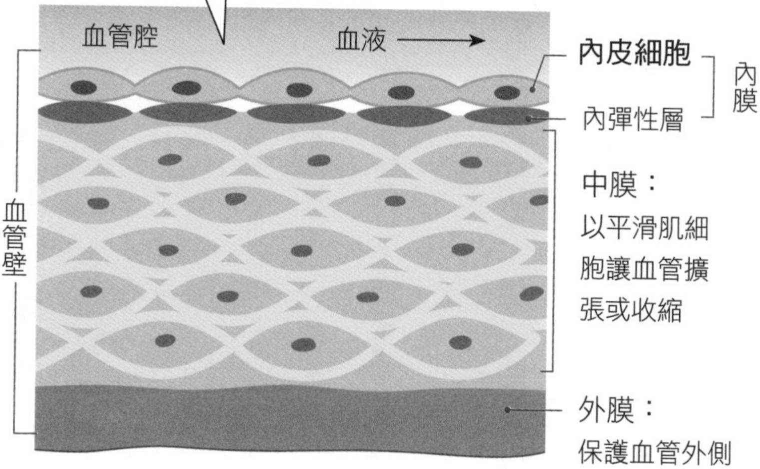
血管腔
血液
內皮細胞
內膜
內彈性層
中膜：
以平滑肌細胞讓血管擴張或收縮
血管壁
外膜：
保護血管外側

● 內皮細胞能「保護血管」，維持健康

動脈的血管壁由內膜、中膜、外膜所構成。內皮細胞位於血管壁最內側，扮演血液與血管壁之間的媒介，功用在於保護血管、使血管強韌。靜脈也有內膜、中膜與外膜的結構，但因為不必將血液送到全身，所以平滑肌細胞較少、中膜較薄。微血管則由一層內皮細胞與覆蓋在外的周細胞構成。

活化內皮細胞，預防腦中風、心肌梗塞

了解血管疾病的機制後，血壓、血糖或低密度膽固醇偏高的人，可能會開始擔心，覺得自己「不能再這樣下去了」。不過，**血管是可以返老還童的組織；即使已經開始疲乏老化，還是可以透過保養，恢復健康強韌**，預防可怕的血管疾病。

雖然內皮細胞位於血管壁的最內側，由一層薄薄的細胞排列而成，但是，由於位在與血管腔（血管內側的管道）的交界處，所以會與流動的血液直接接觸。正因如此，內皮細胞扮演血液與血管壁的媒介，負責保護血管，使其健康強韌；而內皮細胞主要有兩種功能，分別為「隔離功能」與「活化功能」。

「隔離功能」又稱為「屏障功能」，可以預防血液中的成分侵入血管壁內。如果將血液的流動比喻為一條河，內皮細胞就像是堤防，可以防止河水溢出，使之流動順暢。「活化功能」則與內皮細胞自行製造的物質有關。

保養「內皮細胞」，血管就能重生

內皮細胞除了可以成為屏障、保護血管壁以外，還能自行產生並運用某些物質，以維持血管健康。其主要的物質是「一氧化氮」，雖然汽車排放的廢氣中也有一氧化氮，不過，人體產生的一氧化氮，對身體是有益處的。

內皮細胞製造的一氧化氮，可以給予血管壁良性刺激，有擴張血管壁的作用。如此一來，血壓就會下降，減輕血管的負擔。此外，當一氧化氮釋入血液中，血液就不容易結塊，可降低血栓（血塊）形成的機率，避免引發缺血性腦中風或心肌梗塞。

由此可見，內皮細胞若充滿活力，可以讓血管保持年輕與強韌；反之，若是疲乏，則無法發揮原有的功能，血管就會提早老化，讓人在40、50歲就受到血管疾病的侵犯。換言之，如何保養內皮細胞，就是血管保健最重要的關鍵。

血管要如何透過內皮細胞的作用，變得更強壯？內皮細胞又為何能預防血管疾病呢？這和「消退」與「修復」有關。消退是指代表動脈硬化進展的「粥狀斑塊」變小，而修復是指內皮細胞保護血管壁的功能。

如果內皮細胞變脆弱，無法發揮保護血管的隔離功能，會使腦部的動脈或心臟的冠狀動脈等主要血管老化，形成動脈硬化（粥狀硬化）。如果內皮細胞持續處於虛弱狀態，斑塊會進一步增大，提高中風或心肌梗塞的風險。

另一方面，如果內皮細胞藉由轉換（新陳代謝），重生為充滿活力的細胞，血管壁就會恢復強大的隔離功能，使低密度膽固醇等導致斑塊形成的不良物質，不容易進入血管內壁。

如果能達到這種狀態，即使在動脈硬化初期，依然可以讓斑塊「消退」，甚至變小，恢復成原本充滿活力又富有彈性的血管。

● 只要內皮細胞健康，動脈硬化也能痊癒

即使動脈硬化到一定的程度，只要內皮細胞重新恢復強大的隔離功能，就可以「修復」血管內側的傷口，讓血管恢復健康、變強壯。如此一來，即使斑塊沒有消退，也會因為表面的內皮細胞具有強大的隔離功能，使得斑塊不容易破裂，大幅降低中風或心肌梗塞的風險。

如果內皮細胞重拾青春活力，會釋放更多的一氧化氮，讓血管擴張、血壓下降，不容易形成血栓，血管就會越來越健康。此外，內皮細胞也有助於「支動脈」重拾年輕活力。「支動脈」是由主動脈中分支出來，經過內臟等部位，直徑在0.5釐米以下。所以，**斑塊不是在血管內部形成，而是血管壁本身會老化，變得又硬又厚。**

保養主動脈的內皮細胞，效果會延伸到支動脈，只要還沒有嚴重老化，血管壁都能恢復原本的厚度，變得更柔韌，使血管重拾年輕活力。

保養內皮細胞能預防「血管疾病」

只要內皮細胞健康，血管就能恢復強韌。

★【在主動脈中】

讓容易破損、堵塞的血管變成穩定的狀態，就不容易發生血管疾病。

＜動脈硬化的血管＞

粥狀斑塊在內膜形成，
血管腔變窄，血流不順暢。

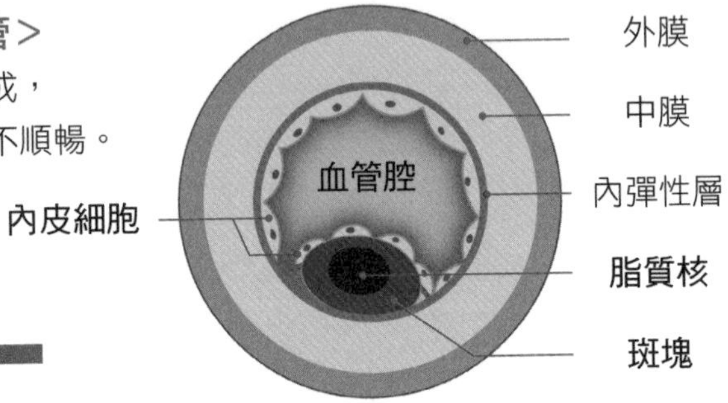

外膜
中膜
血管腔
內彈性層
內皮細胞
脂質核
斑塊

＊脂質核：由膽固醇等結晶體與巨噬細胞形成。

★【在支動脈中】

讓又厚又硬的血管壁，恢復到原本健康的模樣。

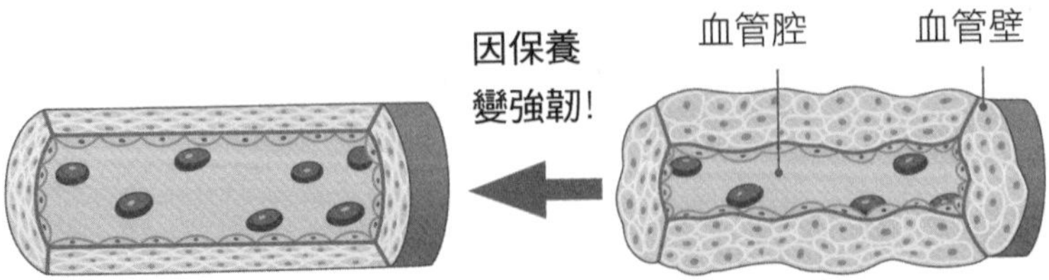

因保養
變強韌！
血管腔
血管壁

即使血管壁變得又厚又硬，依然可以透過血管保健讓血管壁恢復原本的厚度與彈性。

血管壁會因攝取過量鹽分及高血壓，變硬變厚。如果置之不理，血管壁會產生小顆的瘤，破裂後會引發腦溢血。

● 內皮細胞的隔離功能讓血管恢復強韌

斑塊內的脂質核會消退變小，內皮細胞變得強韌有活力。血管藉此恢復隔離功能與釋放一氧化氮的能力，使斑塊不易破裂，稱為「穩定斑塊」。

● 血管持續老化，血管壁就容易破裂

如果斑塊持續增大，脂質核也會隨之擴大，使內皮細胞更加脆弱。這時很容易會因血壓急遽上升等因素而使斑塊破裂，引發心肌梗塞或腦梗塞；這種斑塊稱為「不穩定斑塊」。

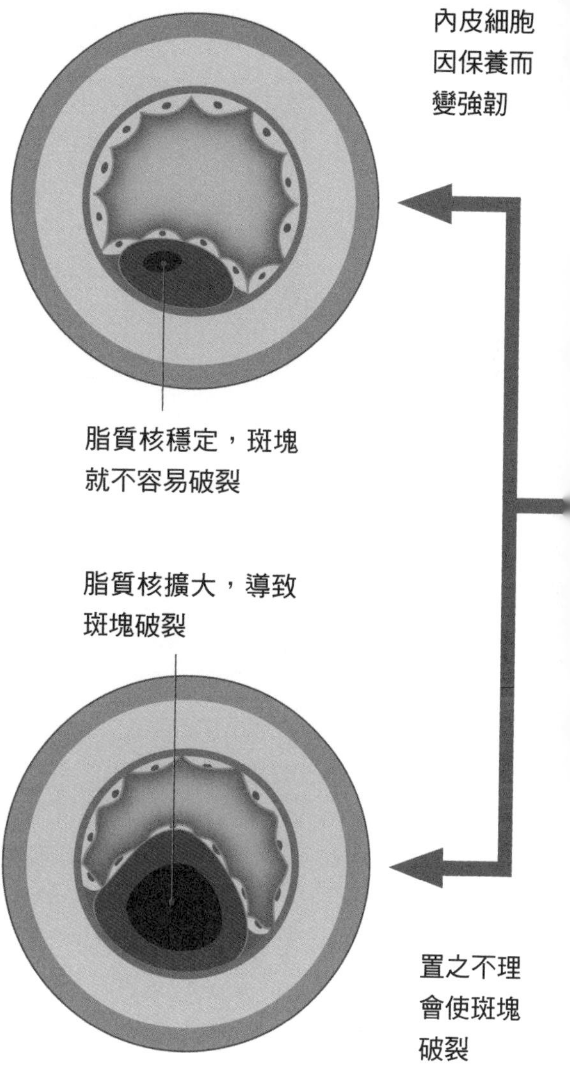

內皮細胞因保養而變強韌
脂質核穩定，斑塊就不容易破裂
脂質核擴大，導致斑塊破裂
置之不理會使斑塊破裂

「脂肪」和「糖分」過量，血液當然會混濁

讓血管恢復強韌的秘訣在於保養脆弱的內皮細胞，使其重拾年輕活力。訣竅便在於減輕內皮細胞的負擔，給予良性刺激。重點有下列3項：

❶減少有害內皮細胞的因素

過高的低密度膽固醇與血糖，會讓血液變得混濁，傷害內皮細胞。活性氧（註）造成的「氧化壓力」會讓傷害變得更強。低密度膽固醇與血糖受到活性氧攻擊後，會各自轉變成氧化型低密度膽固醇以及糖化終產物，變成對身體傷害更大的物質，嚴重損傷內皮細胞。

促使體內活性氧增加的主要原因有：抽菸、壓力、食品添加物、過量飲酒

等。相反地，想讓活性氧減少或轉化為無害物質，**就要多攝取富含抗氧化成分的食品，如黃綠色蔬菜、黃豆、黃豆製品、水果等，並配合戒煙及減少壓力。**

❷ 減少高血壓的成因

當血壓偏高時，會對血管造成負擔，傷害內皮細胞，使其功能減退。**高血壓的主要成因在於「攝取過量鹽分」與「肥胖」。**改善飲食習慣並減少鹽分攝取，減重並預防肥胖，就可以讓內皮細胞重拾活力，使血管擴張、血壓下降，恢復預防血栓的功能。

註：呼吸時產生的物質，暴飲暴食、偏食、吸菸、壓力等不良生活習慣，將會大量產生活性氧，增加體內的氧化壓力而加速老化。

❸打造良好環境，讓血流順暢

如果血液流動順暢，會帶給內皮細胞良性刺激，產生大量的一氧化氮，使血管擴張，預防血栓（血塊）形成。為了讓血液流動順暢，必須有良好的飲食習慣，避免讓血液變混濁，還要多運動，透過肢體活動，改善血液循環。

血液混濁的原因在於脂肪與糖分的攝取過量，即「暴飲暴食」和「偏食」。**改善不良的飲食習慣，搭配適度運動，就可以讓血液循環順暢，內皮細胞也會充滿活力。**

讓內皮細胞充滿活力的 3 大重點

1 減少有害內皮細胞的因素

活性氧會促使血管老化，為了減少活性氧，使其轉化為無害物質，要積極攝取富含抗氧化成分的黃綠色蔬菜，如番茄、黃麻菜、南瓜等。

2 減少高血壓的成因

以減少鹽分攝取為主軸，改善飲食習慣，預防肥胖以穩定血壓，減輕血管的負擔，讓內皮細胞重拾活力。

3 打造良好環境，讓血流順暢

改善飲食生活以免血液混濁，再加上適度運動，讓血液流動順暢，給予內皮細胞良性刺激。

↓

把血管變「強韌」，
血管疾病就會消失！

血管的健康，決定40、50歲後的人生

當內皮細胞充滿活力，血管變得強韌之後，便能預防中風與心肌梗塞等血管疾病。

我有位年近50歲的高血壓病患，因為患有糖尿病，膽固醇也偏高，還會抽菸、酗酒。以他的血壓與血液檢查數值看來，就算突然中風或心肌梗塞，也不足為奇。於是我告訴他，恐怖的血管疾病已經向他拉起紅色警報，他必須好好維持身體的健康。

於是，他開始努力改變生活習慣。原本他對於調養身體沒什麼興趣，我問他為什麼突然改變，原來是因為他的太太看到檢查報告後十分擔心，於是開始改變家人的飲食習慣。家人的支持是最強而有力的後盾，先從改善飲食著手，

逐步減少愛吃的油炸食物或蓋飯，並讓他攝取較多蔬菜。

此外，夫妻倆也開始一起健走，4個月後，他的體重減輕，BMI值也降到25～28間，連帶血壓、血糖、低密度膽固醇的數值也有所改善。戒菸方面，雖然一開始很痛苦，最後還是靠意志力達成。戒酒雖然無法完全達成，不過有減少應酬的頻率，改在家裡吃晚餐時小酌一番，飲酒量也比過去減少許多。

1年半後，該患者的各項檢查數值已經降到正常或及格邊緣，現在也能穩定控制自己的狀態。他告訴我，雖然一開始覺得很麻煩，但是，**只要習慣健康的飲食與運動，生活就能規律，擁有愉快的心情，再加上看到血壓或血液檢查的數值穩定下降，感受自己的身體正在變化，相當充實。**

● 維持血管健康，預防老年得到失智症

這位病患的案例，讓我注意到，當血管或血液的狀態改善後，體型與臉型也會年輕許多。透過自我保健，打造強韌的血管，也有助於延長健康壽命。

保養內皮細胞所需的抗氧化成分，可以提升身體的免疫力。免疫力增強，就不容易感冒，還能讓腸道環境保持在良好狀態，預防癌症，有助於維持全身健康。

維持血管的強韌度，也有助於預防腦血管輕度阻塞或出血所造成的「血管性失智症」。換句話說，血管的健康與否，將會對40、50歲之後人生，產生巨大的影響。

「血壓」和「膽固醇」數據偏高，就是血管拉警報

年輕的時候，每個人對自己的健康，多少都有點自信。然而，到了40歲左右，這份自信就會開始動搖。許多人的血壓、血糖、低密度膽固醇，原本都符合標準，上了年紀後，就逐漸攀升，甚至踏入被診斷為疾病的範圍內。除了不良的生活習慣外，還包括自然老化；健檢數據的變化，等於是警告自己已經上了年紀。這時候的重點在於讓自己產生危機意識，了解必須有所改變——這種想法，將會成為人生的轉捩點。

我們的腸胃、肝臟或腎臟等內臟，對疾病相當敏感。舉例來說，如果在醫院做內視鏡檢查時，發現自己罹患初期胃癌，所有人一定都會下定決心，想把

癌症治好。如果是血管疾病，即使血壓或血液檢查的數值過高，醫師也告知危險性，建議改變生活習慣，不過多數人還是會置之不理，什麼也不做。

●「血壓」與「膽固醇」數據太高，一定會生大病

我曾經遇過一位病患，他剛邁入4字頭，某次公司健康檢查時，發現自己的血壓與膽固醇過高，因而到醫院複診。那時，負責診療的醫師向他表示，如果置之不理，很可能會罹患血管疾病，也告知病患自我保健的必要性。但是，他卻認為自己並未出現任何症狀，應該不構成大礙，所以對此視而不見。

因為他正值事業高峰，經常需要加班或應酬，所以，晚餐幾乎都是外食。又因為缺乏運動，肚子累積一圈肥油，使血壓與膽固醇數據飆高。由於生活十分忙碌，讓他忽略檢查的結果，就這樣過了10年。

在他49歲的某一天，突然覺得身體有一側無法動彈而緊急送醫，結果是高血壓造成的腦溢血。雖然撿回一條命，遺憾的是，他的手腳與眼睛都留下後遺

症，再也無法像從前那樣工作。那位病患經常遺憾地說：「早知道就要好好保養身體……。」

飲食及運動雙管齊下，預防血管疾病

前文提過，血管是「人體最大的器官」。日本人的死因有1/3是癌症，1/3是因為中風或心肌梗塞等血管疾病而喪命。**血壓、血糖、低密度膽固醇的數值一旦升高，代表罹病的風險增加，不能視而不見。**

這種狀態就等同於是「癌症初期」，與性命息息相關，也是開始保養血管的時機。癌症的惡化很快，一般來說，血管疾病的惡化相對比較緩慢，從輕度症狀開始，大約需要5到10年的時間，才會到達重症階段。此時，罹患中風與心肌梗塞的風險，已逐漸提高。換句話說，發病前有一段很長的時間，只要利用這段期間保養血管，預防血管疾病纏身，就能維持健康。

請多實踐本書所列出的飲食習慣及運動方式，好好預防血管疾病吧！

Column 1

沉默的殺手——中風及心肌梗塞

血管疾病的特徵就是，惡化時不會有任何不適症狀，所以我們必須了解發作時的徵兆。徵兆並非疾病的「預兆」，而是指「症狀」，代表身體已經生病了。以「中風」與「心肌梗塞」為例，若察覺下列徵兆，必須立即呼叫救護車，盡速前往醫院治療。及時就醫與否將攸關生死存亡，並牽涉後遺症的輕重程度。

中風——突然發生並持續下列症狀

❶臉部或手腳有一側無法動彈。
❷一側眼睛失明或某側視野變暗。
❸無法説話。
❹無法理解他人説的話。
❺劇烈頭痛或嘔吐等。

▶**如果暫時發生上述症狀，或在幾分鐘到幾小時後恢復，可能是「短暫性腦缺血發作」。若置之不理，容易轉移成腦梗塞，請盡可能在 30 分鐘，最慢 1 小時內，到醫院接受治療。**

心肌梗塞——突然發生下列症狀，且持續 30 分鐘以上

❶胸口發生絞痛，痛到產生死亡的恐懼。
❷疼痛感以胸部中央為中心點，蔓延到肚臍、肩膀、手臂、脖子及下巴。

▶**多半會發生在運動或睡眠時，如果胸部中央突然發生勒緊般的劇痛感，又在幾分鐘內平復，可能是「心絞痛」，請盡快至醫院接受治療。**

第2章

最多人想知道的
血管問題，一次解答！

Q1 如何知道血管是否老化？

A 在一般身體檢查中，「血壓」是檢測血管是否老化的最佳指標。

「血壓」代表血管承受的壓力，數值偏高即為「高血壓」，會帶給血管很大的負擔。「血壓」會隨著心臟的跳動而不斷變化，因此，心臟每天跳動10萬次，血壓也同樣也會改變10萬次。**如果反覆施加強大的壓力在血管上，就會加速血管老化。**

另外，從血糖、低密度膽固醇的數值，也能推算血管老化的程度。如果這些數值偏高，代表血液比較濃稠。當血液黏稠混濁，也會對其流經的血管造成負面影響，加速血管老化。本書介紹的各種檢查標準，可以推算血管老化程度，各位不妨多多參考。

如果想更進一步了解血管老化的程度，可以接受脈波傳導速度檢查（PWV）、血流中介血管擴張檢查（FMD）或頸動脈超音波檢查等，都是近來頗受矚目且精確的血管健康檢查項目。（可參閱P178）

Q2 只有人類會得到血管疾病嗎？

A 是的，我們在野生動物的身上，看不到這些病症。

不過，近年來由於貓狗等寵物也和人類過一樣的生活，因此，有越來越多的寵物罹患高血壓或糖尿病。主要原因就在於豐衣足食的生活、暴飲暴食與偏食等習慣。包含人類在內，動物原本就能靠少量的卡路里與鹽分生存，屬於「節儉的體質」。

人類歷史上，90%的時間都活在糧食匱乏之中，之所以能生存下來，是因為人類能夠用少量的卡路里與鹽分，維持身體機能。

然而，現代人的飲食習慣多為暴飲暴食或偏食，越來越多人過度肥胖或攝取過多鹽分。**對於人體而言，過多的卡路里與鹽分會帶來極大負擔，進而傷害血管。**相反地，每餐8分飽與低鹽飲食，才符合「節儉的體質」，才能像野生動物一樣，不會因為肥胖而罹患血管疾病。

Q3 肥胖的人，容易罹患血管疾病嗎？

A **是的。尤其有啤酒肚，屬於「內臟脂肪型肥胖」的人，風險最高。**

近年很流行「代謝症候群」這個名詞，使得有些人誤以為「代謝症候群」就等於「啤酒肚型肥胖」。雖然腹部的內臟脂肪，是診斷「代謝症候群」的一大指標，但是，「代謝症候群」並不等於「內臟脂肪型肥胖」。**「代謝症候群」是因為內臟脂肪過多，導致血壓、血糖、血脂的代謝同時產生障礙，加速動脈的硬化。**

這是因為腹部的脂肪細胞會分泌良性與惡性物質，惡性物質會使血壓與血糖上升，也會對脂質的代謝造成不良影響；而良性物質可以調整血壓與血糖，避免數值過高，並修復血管內皮細胞的傷口。當腹部脂肪過多，脂肪細胞的惡性物質分泌量也會增加，良性物質的分泌量則會減少，使得血壓與血糖容易上升，也會造成脂質代謝混亂。

換句話說，「代謝症候群體型」的人，容易罹患高血壓、高血糖（糖尿病）、血脂異常。如果置之不理，會發展成中風或心肌梗塞等可怕的血管疾病。因此，飲食務必要節制，千萬不可輕忽肥胖造成的健康問題。

代謝症候群的診斷標準

❶ 內臟脂肪的囤積量（測量與肚臍同高之腰圍）
男性：85 公分以上／女性：90 公分以上

+

❷ 最高血壓（收縮壓）	130mmHg 以上
最低血壓（舒張壓）	85mmHg 以上
❸ 空腹血糖	110mg/dl 以上
❹ 中性脂肪	150mg/dl 以上
高密度膽固醇	未滿 40mg/dl

↓

❷～❹中若符合兩項以上就屬「代謝症候群」。

了解自己的 BMI

了解自己的肥胖程度，請先掌握自己的 BMI 指數。「肥胖或體重過輕」都容易生病，必須讓體重維持在「正常範圍」內，才不易生病。

國際標準的身體指數 BMI（身體質量指數）與標準體重的算式

BMI＝體重 kg÷（身高 m×身高 m）

標準體重＝（身高 m×身高 m）×22

行政院衛生署國民健康局的BMI判斷標準

BMI<18.5	18.5≦BMI<24	BMI≧24～27	BMI≧27
體重過輕	正常體重	過重	肥胖

Q4 「性別」也會影響罹患血管疾病的機率嗎？

A 是的。男性罹患心絞痛或心肌梗塞的機率，是女性的2～3倍。

主要的原因有以下2點。第一，男性於30～40歲的時候，血壓或膽固醇很容易上升，使血管的負擔在年輕的時候便開始增加，容易導致動脈硬化。

另一點則是男性的生活習慣，較容易形成血管疾病。**喜歡吃很鹹又高熱量的食物、經常外食、有抽菸習慣、工作壓力大等，都容易引發高血壓、糖尿病或高血脂。**如果因為生活忙碌或疲勞，對這些不良生活習慣視而不見，使動脈硬化越趨嚴重，引發中風或心肌梗塞的機率也會提高。

因此，男性必須盡早開始保養血管。從40歲開始，最慢55歲前，養成良好的生活習慣，便能預防血管疾病。

女性體內因為有雌激素等女性賀爾蒙，可以調整血壓與血液中的脂質，在更年期之前，血壓與膽固醇不會像男性那麼高。**但是在停經前後，女性賀爾蒙**

的分泌量就會減少，許多人會在此時產生高血壓或高血脂。所以，女性也要在進入更年期前，也就是50歲左右，開始保養血管。

無論男女，只要健檢報告顯示血壓或血液檢查的數值往上攀升或超過標準，就應該開始保養血管。及早察覺血管發出的警訊，就能自我保健，以免錯失良機。

Q5 血管疾病，會遺傳嗎？

A **雖然血管疾病確實與遺傳有關，但是並非一定會遺傳給下一代。**

此外，會遺傳的不只是疾病本身，而是與疾病發作有關的體質，再加上不良的生活習慣所構成的。

舉例來說，與血管老化緊密相連的「高血壓」，就是與遺傳因素有關的疾病。如果父母都有高血壓，孩子罹患高血壓的機率是50％；但是，反過來看，也有50％的人不會罹患高血壓，**關鍵就在於「生活習慣」**。

換句話說，即使存在遺傳因素，只要養成均衡飲食與適度運動等良好的生活習慣，就不容易罹患高血壓。中風與心肌梗塞也是一樣，與其擔心是否會遺傳，不如把重點放在良好生活習慣的養成。**特別是家族內有血管疾病的病史時，發病機率比一般人高，必須盡早開始保養血管。**

Q6 血壓本來就不穩定，偶爾高一點也沒關係？

A 錯，絕不能忽略高血壓，「血壓保健」是預防血管疾病的基礎。

高血壓的診斷標準是收縮壓140mmHg以上、舒張壓90mmHg以上，但是，依我40年的臨床經驗看來，這樣的標準實在太過寬鬆。雖然，一般人普遍認為「診斷標準太嚴格」，但是，嚴格的標準才能有助於保護血管健康。

以檢查數值而言，**落在診斷標準中的「正常血壓」，必須未滿120/80mmHg才能放心。如果超過這個數字，就是血管開始老化的警訊**；假如置之不理，多半會在幾年後攀升至140/90mmHg以上，血管也會嚴重老化。

因此，當血壓超過120/80mmHg時，最好開始透過飲食及運動，做好自我保健。如果你的血壓已經在130/85mmHg以上，請現在立刻開始注意身體，別再置之不理。

Q7 測量「中央動脈血壓」，能知道血管是否健康？

A **「中央動脈血壓」不適合作為血管健康或老化程度的指標。**

「中央動脈血壓」是指血液從心臟流向全身時，主動脈與心臟相連處的血壓，也就是靠近重要內臟的血壓。一般健康檢查或於自家測量的是上臂血壓，屬於接近末稍部位（肢端）的血壓。想知道年齡、生活習慣、季節等因素對血壓帶來的不同變化，測量上臂血壓就已足夠；**測量「中央動脈血壓」的意義，在於了解並事先預防心肌梗塞、中風、腎臟病所帶來的風險。**

不過，判斷「中央動脈血壓」的數據，並做出適當的應對措施，是醫生的工作。假設某病患有嚴重的高血壓或動脈硬化，血管疾病發作的機率很高，就必須服藥以控制血壓，降低發病風險。有時候上臂的血壓會因為服藥而下降，但中央動脈血壓仍然居高不下，這就是心臟或腦部等重要器官發病前的警訊。醫師可以針對這個結果，進一步思考預防發病的措施並加以處理。

因此，「中央動脈血壓」是醫護人員用於治療的檢查數值。目前，測量「中央動脈血壓」的儀器還不普遍，也不適用全民健保，只有在大醫院才有相關檢查儀器，很難用來當作預防血管疾病的指標或標準。

想要詳細了解血管的健康狀況，以脈波傳導速度檢查、血流中介血管擴張檢查、頸動脈超音波檢查較為適合。在日本，罹患高血壓、糖尿病、血脂異常等疾病的患者，可以得到保險的補助，透過迅速且不對身體造成負擔的檢查，測量血管的老化程度。（編按：台灣的全民健保亦有給付部分項目，可讓民眾做相關檢查。）

這些檢查日後應該會成為血管檢查的主流項目，建議過了40歲之後的民眾，定期接受上述檢查。如果動脈沒有硬化的狀況，只要2～3年檢查一次即可。一般而言，**檢查數值的變動，以5年為一個單位，可用變化幅度的大小，作為判斷血管健康程度的指標**（檢查細節請參閱P178）。

Q8 改變生活習慣，能預防血管老化？

A **是的，當動脈硬化還不嚴重時，自我保健就能讓血管重拾年輕。**

血管疾病的主要成因有：暴飲暴食、偏食、缺乏運動、抽菸、不良的生活習慣，以及現代社會的快速步調和競爭帶來的壓力等。長期累積下來，不但會傷害血管，也會使血液的狀況變差。高血壓、高血糖（糖尿病）、高血脂等血脂異常的症狀，就是身體傳遞出來的警訊，如果繼續惡化，就會引發中風或心肌梗塞等疾病。

造成這些血管疾病的主因，與我們的日常生活息息相關。尤其是飲食、運動與抽菸的影響最大，這些都只能靠自己注意並加以改善。換句話說，**維持血管健康的根本，就在於重新檢視並改善自己的不良生活習慣。**

Q9 保養血管的行為中，哪一個最重要？

A 「飲食習慣」是血管保健中最重要的一環。

產生新細胞的原動力，來自於日常飲食攝取的養分。如果營養不均衡，新細胞就會不夠強壯；反之，**飲食均衡又營養，新陳代謝順暢，新細胞就會充滿活力，變得強韌又健康。**

血管保健的重點，在於讓內皮細胞重拾青春活力，透過飲食攝取的養分，則會決定內皮細胞的強度。其中，最重要的就是要避免「攝取過多鹽分」。

一旦攝取太多鹽分，很容易使血壓上升，造成血管的負擔。此外，多餘的鹽分也會進入血管壁，進而傷害血管。

第3章開始，將會介紹飲食保健的方法，各位不妨試看看。

Q10 對「鹽類」不敏感的人，吃鹹一點也沒關係？

A 錯，為了保養血管，對鹽分不敏感的人也該少吃點鹽巴。

對鹽類敏感與否，從攝取鹽分後的血壓上升程度可看出。如果血壓很容易因鹽分而上升，代表身體對鹽類較敏感；反之則是對鹽類較不敏感。

因此，常使人產生這種錯誤觀念：「對鹽類不敏感的人，血壓不容易因為鹽分而上升，所以不必減少鹽分攝取。」

即使血壓不會因為攝取鹽分而大幅上升，飲食中攝取的鹽分仍然會進入身體。攝取過量鹽分的壞處，不僅僅是讓血壓上升而已。**當過多的鹽分進入體內，就會滲入血管壁等各個組織，直接造成傷害。**因此，無論你對鹽類敏感與否，為了身體的健康，減少鹽分的攝取相當重要。

對鹽類不敏感的人，即使沒有攝取過多鹽分，也可能因為其他因素導致高血壓。臨床數據證明，中度至重度之間的高血壓病患，靠藥物治療時，**即使病**

患對鹽類較不敏感，只要減少鹽分的攝取，也有助於發揮藥物的療效。

因此，想打造強韌的血管並維持健康，一定要注重日常飲食，時時留意鹽分的攝取。

Q11 吃肉會讓血液變混濁，傷害血管？

A 錯，選擇富含優良蛋白質的好肉品，能讓血管重返青春活力。

有些人認為「吃肉對身體不好」，其實，**肉類的主要成分是優良蛋白質，是打造健康的身體與內皮細胞的基礎，可以幫助血管重拾青春活力。**

不過，某些種類或部位的肉品，含有過多飽和脂肪酸，會使有害健康的低密度膽固醇增加。如果經常食用，容易使血液濃度增加、變混濁，也會因攝取過多卡路里，造成肥胖。因此，品嚐肉類時，要特別注意肉的種類與部位，不妨參考下列建議，聰明吃肉。

- **要少吃富含飽和脂肪酸的肉類，包括：**

牛肉（五花、沙朗、肋排、絞肉）、豬肉（五花、里肌肉、絞肉）、雞肉（翅膀）、培根、香腸

- **多吃脂肪較少，富含優良蛋白質的瘦肉，包括：**

牛肉（菲力、腿肉、肩肉）、豬肉（腰內肉、腿肉）

Q12 抽菸會傷害血管？不戒菸就會得血管疾病嗎？

A **是，抽菸對血管非常不好，不戒菸會增加罹患血管疾病的機率。**

香菸裡的尼古丁、一氧化碳、焦油、氨類、醛類等有害物質，會嚴重危害身體。二手菸中也包含這些物質，會危害他人。

根據美國的大規模流行病學調查「佛雷明心臟研究」指出，**有抽菸習慣的人，罹患心絞痛和心肌梗塞的機率，比不抽菸的人高出2～3倍，因為心血管疾病死亡的比例，則多出5～10倍。**

很多癮君子都曾想過要戒菸，卻還是不停地抽下去。擇期不如撞日，就趁這次機會戒菸吧！

Q13 「壓力」也會傷害血管嗎？

A 會，慢性壓力易對身體造成不良影響，也會增加血管的負擔。

如果長期背負沉重的壓力，維持身體機能的自律神經與內分泌系統會產生異常，使代謝功能變混亂，造成血壓與血糖上升，還會破壞膽固醇等血脂的平衡，間接加速血管老化。

壓力太大會使血液中的紅血球增加，讓血液變混濁，容易形成血栓（血塊），罹患血管疾病的風險也會提高。更可怕的是，沉重的壓力很可能會成為壓垮自己的最後一根稻草，引發中風或心肌梗塞。

許多人罹患高血壓、糖尿病、血脂異常等疾病之後，即使醫生再三叮嚀要自我保健，他們卻仍然置之不理，直到某天突然因為中風或心肌梗塞倒下。如果詢問這些病患發病時的生活狀況，多半都與過度勞累或心理壓力沉重的時期重疊。

因此，如何紓解生活中累積的壓力，成為預防血管疾病的重點。特別是熱衷工作、做事一板一眼或求好心切的人，很容易把壓力往身上攬。其實，不必凡事追求完美，留點時間讓自己放鬆也無妨。

尤其是邁入40歲，人生過了一半後，在待人處事上，可以順著自己的步調，做到「差不多就好」。這麼一來，心理層面的負擔就會比較輕，也有益於血管健康。

Q14 做好飲食控制，不用運動也沒關係？

A 錯，「飲食控制」與「運動」要雙管齊下，血管才會變年輕。

原本沒有運動習慣的人，要他們在忙碌的生活中，特地挪時間出來活動身體，一開始總會覺得很麻煩。但是，不管是健走後的大量排汗，或是做伸展操活動身體，都能令人感到新鮮又充實，還有助於紓解壓力。

透過「輕度運動」來保養血管的效果有：

❶**促進血液循環，使血液流動順暢：**藉此對血管的內皮細胞產生良性刺激，讓血管變得更強韌。

❷**減輕或預防內臟脂肪型肥胖：**運動可以提升血糖與血脂代謝率，降低血液混濁對血管的危害。這也是判斷代謝症候群的標準之一。

此外，**只靠改變飲食習慣來減重，即使體重變輕，肌肉也會減少，難以維持整體健康。**因此，在第4章中，將會詳細介紹保養血管的運動方式。

以下先列舉幾項適合在日常生活中實行的輕度運動，並附上卡路里的消耗時間。先記住消耗100卡所需的運動量，再配合當天的行程與身體狀況，每天藉由運動消耗100～300卡，能提高血管保健的效果。

消耗100卡所需的運動量（以體重60公斤為例，可適度斟酌）

健走▼每分鐘走60公尺的速度，健走30分鐘；或每分鐘走80公尺的速度，健走20分鐘

自行車▼平地約20分鐘、爬坡約10分鐘

輕度體操▼約30分鐘

爬樓梯▼上樓梯約12分鐘；下樓梯約25分鐘

搭乘交通工具▼在電車或公車上站立約45分鐘

打掃▼約25分鐘　**採購**▼約35分鐘

Column 2

感覺身體康復，就能停止服藥？

一般人都會認為，控制血壓或膽固醇等慢性疾病的藥物，必須服用「一輩子」。然而，當檢查數值回到正常範圍，血管與血液的整體狀態獲得改善後，其實可以「停藥」。

但是，如果年紀大了，停藥後多半難以控制血壓或膽固醇，所以，能停藥的年齡層落在 4 字頭。

如果從 30、40 歲開始，透過飲食與運動雙管齊下，達到良好的成效後，停藥的可能性就會比較高。如果不想長期服藥，就要盡早開始自我保健，讓各項檢查數值接近正常範圍。

停藥前需與醫師討論，不可自行決定

停藥時，必須先與主治醫師商量，遵從指示並逐步調整服藥量，再慢慢減少。**千萬不可以自行停藥，這是非常危險的事。**如果可以不用長期服藥，感覺會非常痛快。

血管保健的最大目的，就是避免中風或心肌梗塞等可怕的血管疾病，而「停藥」可以說是一大進展。

保養是否有效，決定於努力的程度。不妨試著保養血管，靠自己的力量改變身體狀態與服藥的頻率。

第3章

別再吃錯！減鹽、多吃魚及蔬菜，讓血管更健康

做到3件事，血管一定會健康

「飲食即生活，生活即飲食。」飲食的內容與方式會大大改變我們的身體狀況。讓血管重拾年輕活力的重點，就在於日常的「飲食習慣」。

「內皮細胞」是打造強韌血管的關鍵，如果飲食均衡豐富，「內皮細胞」就會充滿活力；如果飲食習慣不好，內皮細胞會變脆弱，加速血管老化。

什麼樣的飲食習慣才能讓內皮細胞充滿活力，打造出強韌的血管呢？下列3點非常重要：

❶減少鹽分的攝取。

❷多吃魚類與黃豆製品。

❸多吃黃綠色蔬菜。

這樣吃，血管強韌有活力

養成下列3個飲食習慣，幫助打造強韌健康的血管。

1. **減少鹽分的攝取**
   鹽分會損害血管組織，透過積極與穩健的低鹽飲食習慣，可以保持血管健康。

2. **多吃魚類與黃豆製品**
   魚類與黃豆製品均富含「優質蛋白質」，能讓血管重拾青春活力，建議多多攝取。

3. **多吃黃綠色蔬菜**
   含有抗氧化成分，可減少體內的活性氧，抑制血管老化，預防血管疾病。

如果攝取過量的鹽巴，會傷害內皮細胞等血管組織。此外，魚類與黃豆製品，因富含優良蛋白質，可使內皮細胞重拾活力，建議多吃。而黃綠色蔬菜富含抗氧化成分，可以減少體內的活性氧，抑制氧化後的低密度膽固醇等惡性物質在血管內形成。

別吃太鹹，每天半茶匙鹽巴就好

打造強韌血管的飲食習慣中，最重要的就是減少「鹽分」的攝取。為什麼呢？健康檢查中有3大項目，即「血壓、血糖、血脂（膽固醇與中性脂肪）」；其中，「血壓」是檢測血管是否健康的最重要指標。換句話說，高血壓患者多少都有血管老化的問題。

眾所皆知，高血壓的主要成因之一，就是攝取過量鹽分，不僅會導致血壓上升，還會傷害血管。為什麼攝取太多鹽分，就會加速血管老化呢？

因為鹽分會透過兩種途徑傷害血管，一種是導致血壓上升，進而傷害血管；另一種則是會直接對血管造成傷害。首先，我們來探討鹽分與血壓之間的關聯性。

攝取過量鹽分時，鹽類的主要成分「鈉」，在血液中的含量將會增加；**為了排出多餘的「鈉」，體內循環的血液量會增加，心臟就必須用更強的力量來推動血液。此時，施加在血管的壓力也會增加，使血壓上升。**而「鈉」就會藉由這股力量通過腎臟，排放至尿液中。

換句話說，血壓必須先上升，才能排出多餘的「鈉」。如果攝取過多鹽分，容易使血壓維持在偏高的狀態，讓血管承受不必要的壓力，加速血管老化。

吃越鹹，血管老化越快

另一方面，鹽分之所以會直接傷害血管，與人類與生俱來的生理與代謝功能有關。以動物原本的生理構造而言，只需攝取少量鹽分，就能健康地成長、活動，人類也是如此。

人類在歷史上，九成以上的時間都處於飢餓狀態，食鹽相當珍貴，因此，人體結構演化的過程中，即使沒有大量攝取鹽分，也能維持健康。

攝取過量鹽分，除了將導致高血壓、加速血管老化外，體內大量的「鈉」還會進入各個組織內，直接傷害細胞。**「鈉」會堆積在血管的血管壁細胞中，使血管壁變得又厚又硬，加速動脈硬化。**

我認為，鹽分帶來的不良影響，就像是「文明的毒害」一樣。因為就算生存在21世紀，假如遠離文明社會，就不會攝取過量鹽分，也不會罹患高血壓或血管疾病。

比如南美洲的原住民雅諾瑪米（Yanomami）族，他們每天攝取的食鹽，只有1公克左右。調查報告也顯示，他們沒有高血壓的症狀，也極少因為年紀增長而罹患動脈硬化等病症。證明只要少吃鹽巴，便有助於預防血管老化，因為人體只需要一點點鹽分，就能維持健康。

每天的食鹽攝取量，應低於3.8公克

為了維持並促進國民的身體健康，日本厚生勞動省推算出，成年男女每天

只需要600毫克的鈉，**即攝取1.5公克的食鹽，就能維持全身細胞的礦物質平衡，更不會因為缺「鈉」而發生問題。**

此外，目前並未明文訂出「鈉」的標準攝取量，因為以目前日本人的飲食習慣而言，雖然有攝取過多鹽分的問題，卻沒有攝取量不足的疑慮。（編按：根據調查，台灣60歲以上的民眾，一半以上都有高血壓，且高血壓族群有年輕化的趨勢，主因也是因為攝取過量鹽分所致。）

因此，美國心臟協會（AHA）與歐洲高血壓學會／歐洲心臟學會（ESH／ESC）的標準均顯示，**有助於預防血管疾病的「理想食鹽攝取量」，每日不應超過3.8公克（約半茶匙）。**

減鹽勿過急，從每天少吃一點點開始

現在大家應該都了解，攝取過多鹽分，將對血管造成多大的傷害。雖然也有人認為不需要減少鹽分的攝取，但是，千萬不可抱持這種想法。為了預防可怕的血管疾病並維持健康，減少鹽分是最重要的事。那麼，我們要如何減少鹽分的攝取量呢？

前文提到，歐美地區訂定的每日理想鹽分攝取量是3.8公克。不過，屬於日本料理的味噌湯與醃漬物等，鹽分都偏高，幾乎不可能降到4公克以下。（編按：台式料理的鹽分含量也很驚人，食用油用量也很大，比起日本料理有過之而無不及。）

因此，考量日本人的體質與飲食習慣，日本高血壓學會與厚生勞動省訂定了符合日本人的目標值。高血壓患者的食鹽攝取標準為「每天6公克以下」，等同一小匙的鹽。沒有高血壓的人，攝取標準則是「成年男性9公克以下、成年女性7.5公克以下」。（編按：根據調查，台灣人的鈉攝取量也超標1.9倍，衛生署建議，成年人每天的鹽分攝取量不應超過6公克，即1茶匙，避免疾病上身。）

我曾接觸過各式各樣的案例，無論是病患或健康的人，在一般的飲食環境中，若想減少鹽分，大多數人只能減少大約1公克左右。如果要做到一天攝取6公克以下的食鹽，就必須住院並由營養師管理飲食，脫離日常的生活環境，否則難以達成。

每日食鹽攝取標準值

高血壓患者	6 公克以下（目標值）
沒有高血壓的人	成年男性→9 公克以下（標準值）
	成年女性→7.5 公克以下（標準值）
近年的食鹽攝取量	台灣人平均→約 10～12 公克（超標）

資料來源：日本高血壓學會、日本厚生勞動省、台灣國民健康局等訂定之標準

每天減少一點鹽分，積少成多也很有效

話說回來，要如何減少攝取鹽分呢？其實很簡單，就是大方承認「不完美」，不必堅持做到百分之百。高血壓患者每天的食鹽攝取量是6公克以下，健康的人則是每天7.5至9公克以下，但是，這些數值終究只是目標、是讓我們追求的標準。

別對數字斤斤計較，只要在能力所及的範圍內改變飲食習慣，就能看到減鹽的成效，也就是「積少成多」的減鹽法。實行重點有3點，即「積極與穩健並行」、「餐餐8分飽」及「降低外食頻率」即可。下一篇，將要為大家介紹實踐「積少成多減鹽法」的訣竅。

不吃太鹹、多吃蔬果最有效

「減鹽」就是「減少食鹽攝取量」，而我認為，「減鹽」又可以分成「積極」與「穩健」兩方面。「積極」就是主動減少食鹽的攝取量，「穩健」則是增加「鉀」的攝取量，藉此促進身體排出多餘的鈉（食鹽的主要成分）。

以積極的方式減少有害物質，再以穩健的方式增加有益物質，雙管齊下就可避免體內累積多餘的鈉，打造出有益血管健康的體內環境。

話說回來，要如何「積極減鹽」呢？我建議各位做到下列2個方法：

❶吃飯時，刻意減少鹽分的攝取。

❷將習慣吃的重口味料理，改成清淡口味的飲食。

身體無法代謝多餘的鹽分，唯有減少攝取量最好

也許你會覺得這2種方法都很普通，常在預防高血壓的健康書籍中看到。然而，要減少鹽分的攝取，最有效的方法就是改變飲食習慣、穩紮穩打。**目前的醫學尚未研發出任何神奇的藥物或食品，可以將吃進身體的食鹽轉化為無害的物質，並輕鬆排出體外。**

如果每天減少攝取1公克食鹽，一年就減少365公克。當我們以好幾年為一個單位，觀察血管的老化速度，就會發現，鹽分的攝取量，將大幅改變血管的老化速度。

另一方面，多吃富含鉀、鈣、鎂等成分的食物，則屬於「穩健減鹽法」。**這類養分富含於蔬菜、黃豆、水果、根莖類中，只要均衡攝取各種食物，血管會變得更強韌。**

減鹽要「積極」與「穩健」並行！

積極減鹽法　積極減少食鹽的攝取量

❶ 用餐時，刻意減少鹽分的攝取。

❷ 將重口味料理，改成清淡口味。

穩健減鹽法　提升體內鈉的排放量

攝取富含鉀、鈣、鎂等成分的食品，例如蘋果、黃豆製品、根莖類、海藻類等。

↓

「積極減鹽法」可減少體內有害物質，
「穩健減鹽法」可增加體內有益物質。

讓血管更強韌
積極減鹽法
❶

從改變「飲食習慣」開始

改變「吃的方式」，
就能減少體內多餘鹽分

● 調味料一定要少吃

有些人動筷子之前，總是習慣灑上調味料，尤其是鹽巴跟醬油。此外，**沙拉醬裡也有鹽分，並含有許多脂肪，建議盡量少吃。**多年來，我自己吃沙拉的時候，也習慣「只加一點點」沙拉醬。

常用調味料的食鹽含量：**鹽巴一小撮（約 0.3 公克）、鹽巴一小匙（約 5 公克）、醬油一大匙（約 3 公克）、日式豬排醬一大匙（約 1.5 公克）**

● 少吃醃漬物、醬滷海鮮與醃梅子

有些人每餐都會吃這些食物，但是這類食物的鹽分含量非常高，建議每週不吃超過 2～3 次。

各類漬物的食鹽含量：**醃蘿蔔5片（約2公克）、米糠醃小黃瓜5片（約0.8公克）、乾滷海瓜子兩大匙（約2公克）、醃梅子1顆（約2公克）**

● 少吃高鹽分食物

乾貨類食品的鹽分大多偏高，事先知道食品的鹽分含量，就能特別留意並少吃。

常見的高鹽食品：**魚乾、魚類醃漬品（鱈魚子、醃漬鮭魚卵、鹽漬鮭魚等）、魚漿製品（魚板、竹輪等）、吻仔魚乾、醃漬烏賊內臟、肉類加工品（火腿、培根等）**

● 少喝味道濃郁的湯、少吃日式拉麵

拉麵、烏龍麵的湯頭與味噌湯都含有許多鹽分。每天不能喝超過1碗味噌湯，並選擇少湯多料。如果味噌湯湯頭比較濃郁時，建議留下一半以上。

麵類也要盡量少吃，並留下一半以上的湯，只要這樣做，每次就能減少攝取2～3公克的鹽。我雖然也很愛吃麵，但是一向都會遵循這個準則。

常見麵類與湯品的鹽分含量（麵類均包含湯的鹽分）：**味噌湯（約2公克）、拉麵（約6公克）、味噌拉麵（約8公克）、豆皮烏龍麵（約5公克）、鍋燒烏龍麵（約7公克）、清湯蕎麥麵（約3公克）、泡麵（約5公克）**

讓血管更強韌

積極減鹽法

2

以食物的天然鹹味取代鹽巴

習慣清淡的口味，

是預防血管疾病的秘訣

● 改用低鹽調味料

某些市售的鹽巴、醬油、味噌或柴魚醬油，鹽分（鈉含量）雖然減少，但是口味不變。只要改變平常使用的調味料，就能輕鬆減少鹽分。

● 計算調味料與食材的分量

計算分量看似麻煩，實際上相當簡單，只需要幾秒鐘。我煮菜的時候，也會計算分量，避免添加太多鹽，讓味道恰到好處，不會過鹹。剛學做菜的人，也可以藉由計算分量，減少失敗的機率，迅速增進廚藝。

只要有量杯和量匙，就能計算所有材料的分量。**市售的湯匙 1/4 匙（1.25ml），可以輕鬆計算鹽巴的分量。**

● 用高湯、香醋、辛香料取代鹽巴

減少鹽分會使口味變清淡，剛開始會覺得不太夠味。這時候，可以用其他材料，增添美味、取代鹽巴。**我家習慣以「醋」來醃小菜，代替味噌湯**，全家人一起輕鬆減少鹽分。

【高湯】

高湯可以讓食物更加鮮美，把醬油淋上生魚片或汆燙青菜之前，可以先用高湯稀釋，高湯與醬油的比例為 1：1.5。

【醋、柑橘類、辛香料】

調味時，可以用醋、檸檬、萊姆、酸橘等柑橘類，以及薑、花椒、咖哩粉等辛香料，或是羅勒、奧勒岡等香草來取代鹽巴、醬油及味噌。

透過清爽的酸味或是多樣化的口味和香氣，讓料理更美味。

適量攝取「天然鹽」，也是不錯的方法：最近超市常見的「天然鹽」，主要成分除了鈉以外，還有促進鹽分排放的鉀等礦物質，可以幫助排出「鈉」帶來的有害物質。但是，與精鹽一樣，都不能過度攝取。

讓血管更強韌
穩健減鹽法

「排鹽食物」一定要多吃

鉀、鈣、鎂與食物纖維，
能排出體內多餘鹽分

● 含「鉀」食物，能提高排鈉量

「鉀」是一種礦物質，可以抑制腎臟重複吸收「鈉」，使其與尿液一同排出體外。因此，只要攝取充分的「鉀」，即使無法再從飲食上減少鹽分，仍然可以讓鹽分在體內作怪之前，先排出體外。

如果從飲食中攝取「鉀」，不必擔心過量的問題（腎臟病患除外），各位可以從日常飲食中多多攝取。下面列出富含「鉀」的食材，像是蔬菜、黃豆製品與根莖類，都能幫助我們攝取大量的「鉀」。

這些食物富含「鉀」，可多吃：
黃豆、黃豆製品、根莖類（芋頭、山藥、地瓜、馬鈴薯等）、南瓜、波菜、黃麻菜、油菜花、四季豆、毛豆、海藻類、蘋果、香蕉等。

● 鈣、鎂、食物纖維，都有助於排鈉

「鈣」、「鎂」和「鉀」一樣，都是礦物質，可以幫助「鉀」讓鹽分排出體外。而水溶性食物纖維則會包覆腸道多餘的「鈉」，促使其排出體外。

蔬菜、黃豆與黃豆製品，均含有這3種養分。在這些食品中，部分也同時含有豐富的鉀，建議可積極攝取。

這些食物富含礦物質及纖維，可多吃：

★【鈣】

牛奶、優格、黃麻菜、油菜花、蘿蔔葉、油豆腐、豆腐、小魚等

★【鎂】

黃豆、納豆、糙米、芝麻等

★【水溶性食物纖維】

黃麻菜、秋葵、山藥、南瓜、海藻類、蘋果（皮的部分）等

吃麵時少喝半碗湯，預防中風、高血壓

愛吃麵的人常說：「生而為人，就是要吃麵。」我自己也很喜歡吃麵，尤其是烏龍麵。不過，很多人都知道，「麵食」是造成高血壓與血管疾病的元凶之一，必須特別留意。

其中，「拉麵」更是血管保健的眼中釘，如果連湯也喝完，每吃一碗，就會攝取5～6公克以上的食鹽，等同於高血壓病患一日標準攝取量的上限。**實際上，常吃拉麵、又習慣把湯都喝光，多半會罹患高血壓。**如果不改變飲食習慣，任憑症狀惡化，甚至會引發中風。

喜歡吃拉麵等麵食類並不是壞事，但是，為了開心享用美食，也為了維持身體健康，以保未來的口福，必須在「吃的方法」上多下點功夫。

明知攝取過量將會有害健康，卻一直猛吃自己偏好的食物，日後就可能因為嚴重的血管疾病而倒下。因此，**不妨將喜歡的食物視為「奢侈品」，改成每10天吃1次；**是否改變人生的方向，全看你自己的決定。

以拉麵為例，看起來似乎是小事，但是實際上並非如此。每週吃4～5次拉麵，和10天吃1次相比，10年、20年過後，罹患血管疾病的風險，將會截然不同。

吃一碗麵，請留下半碗湯

血管保健和減肥、戒煙一樣，有些人認為「順從渴望，過著短暫而爽快的人生」最好。但是實際上，當這些人身患重病倒下時，還是會深刻感受到「健康長壽才是最好的」。

請各位一定要在生病前改變壞習慣，活出健康的人生。為了達成目標，最好把高鹽、高脂肪的食品或料理視為奢侈品，僅止於偶爾享受一下。

拉麵等麵食類的湯頭，最好留下一半以上；如果遇到難以忍耐的頂級湯頭，偶爾可以抱著享受的心情一飲而盡，**但是，之後記得要攝取富含「鉀」的食物（如蘋果等），促使身體排出「鈉」**。

當「積極減鹽法」稍微鬆懈時，就用「穩健減鹽法」來補足。不要過度追求完美，讓「積極」和「穩健」雙管齊下，才是成功減鹽的秘訣。

單一餐點又油又肥，拉麵、蓋飯要少吃

現在，我們來談談「配菜」。「配菜」是指每次用餐時的料理組合，罹患中風或心肌梗塞等重症的患者，以及高血壓、糖尿病、高血脂等血管疾病的高危險群，似乎大多以「單一餐點」解決一餐。

具體來說，**「單一餐點」指的是像拉麵、烏龍麵等麵食，以及牛肉蓋飯、炸蝦飯、咖哩飯、蛋包飯等。**

另外，以麵食類搭配白飯或炒飯的套餐也屬於「單一餐點」，因為麵食類以醣質（碳水化合物）為主，搭配的米飯也是醣質，因此，這些餐點的營養成分，與「單一餐點」沒什麼差別。

「單一餐點」幾乎都是高鹽、高脂肪，營養成分偏向高熱量的醣質。如果經常以「單一餐點」解決一餐，很難攝取均衡的營養，不但會導致肥胖，還會攝取較多食鹽，變得更容易生病。

吃飯時，要有主食、主菜及配菜

想要攝取均衡的營養，就必須吃主食、主菜與配菜。「主食」是人體活動的能量來源，也就是醣質；「主菜」則是打造身體組織的蛋白質或脂質，「配菜」則是供應維他命與礦物質，以此調整生理機能。具備這三道菜色，才是健康飲食。

因此吃飯時，要盡量搭配主食、主菜與配菜，外食或外帶（市售便當或現成熟食）時，也要多選擇定食或菜色多樣化的便當。

不過，日式料理中，通常會搭配高鹽分的食物或菜色，令人相當頭痛。特別要注意醃菜、佃煮、味噌湯、滷肉、魚乾、照燒魚等料理。選擇主食、主菜、配菜的時候，要避免攝取過多這類料理。

預防血管疾病的菜色搭配

★【配菜】
以蔬菜、菇類、海藻為主要食材，以醋醃小菜、涼拌青菜、汆燙青菜、沙拉為主，低鹽且富含維他命、礦物質與食物纖維。

★【主菜】
以魚類、肉類、蛋、黃豆製品為主要食材，盡量少吃高鹽、高脂肪的油炸類與滷肉等。

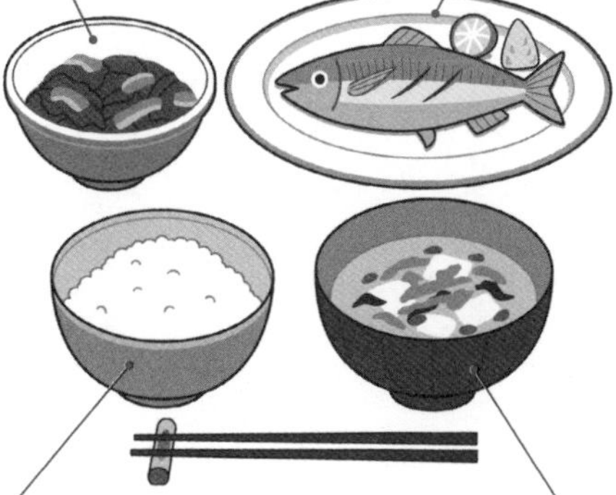

★【主食】
基本上是未經調味的白飯（白米、糙米），肥胖者每餐請控制在 1 碗內。

★【湯品或甜點】
除了主要的 3 道菜色外，也可以再多加一道。湯品要以蔬菜、菇類、海藻為主，並且料多湯少。如果要吃甜點，可以吃 1/4 顆蘋果或半顆奇異果等水果。

餐餐8分飽、細嚼慢嚥，也能減鹽

實行「積少成多」減鹽法時，建議可以養成「餐餐8分飽」的習慣。只要學會節制，就能減少食量，攝取的鹽分自然也會減少。

即使自己煮低鹽料理來吃，如果分量增加，食鹽攝取量也會隨之增加，無法達到減鹽的功效。反之，餐餐8分飽，就不用斤斤計較鹽分，也能自然而然減少鹽分的攝取。我認為這是比較簡單的減鹽方式。

想在8分飽的時候停下筷子，秘訣就在於「慢慢吃」，並同時注意「不要吃太多」。這是巧妙維持「餐餐8分飽」的秘訣。

重點在於「細嚼慢嚥」，如果沒有細細品嚐，很容易會狼吞虎嚥而吃得很撐。相形之下，細嚼慢嚥的人，會在8分飽的時候感到飽足而停下筷子。

●吃多少夾多少，吃進的鹽分自然會減少

另外，**吃飯時，先吃蔬菜或菇類等低卡的料理，比較容易產生飽足感。將飯碗等平日使用的餐具換成小一號，大盤菜上桌時，先分進小碟裡，就不再續加**，都是很重要的訣竅。

人類的胃和飽足中樞很奇妙，只要持續做到以上幾點，就會漸漸滿足於小份餐點，習慣只吃8分飽。食量一減少，進入體內的鹽分自然會變少，還能減肥並預防肥胖，可以說是一舉數得。

自己做菜，可以有效控制油和鹽

實行「積少成多」減鹽法時，「減少外食」也相當有效，除了有益血管外，也有助於維持身體健康。

自己動手烹調，比較容易控制料理的鹽分與脂肪，但是外食或外帶時，很難做到這點。而且外食或外帶的料理，多半會使用大量的鹽巴、油或糖，讓我們覺得很美味。因此，如果經常吃市售的食物，一定會攝取過多鹽分，卡路里也會超標。

因此，只要減少外食的機會，便可以解決以上難題。挑選食材的時候，注意營養均衡，不要使用太多油或調味料，避免過度攝取熱量。

減少聚餐、應酬，換取健康

我有段時期忙於工作，所以經常外食，當時的我，奉行「盡量減少外食，增加在家吃飯的次數」。**雖然1、2次並不多，但是「積少成多」，從好幾個月甚至好幾年的角度來看，將對身體健康有非常深遠的影響。**

所謂「外食」，還包含下班後「喝兩杯」（當然不會只有兩杯）；拒絕這類邀約，讓我成了「不合群的人」。然而身體只有一個，如果要當職場上所謂「合群的人」，就無法兼顧家庭時間。

考量飲食與健康的整體人生規劃，還是要以「家庭」為生活的基礎。下班後回到家裡，悠閒享受晚餐，對減鹽保健或人生的幸福而言，都非常重要。

從做菜的過程中，了解自我飲食習慣的缺點

經常聽到有人說：「雖然我也想在家吃飯，但是一個人住很難煮。」有這

種煩惱的朋友，可以藉由這次機會，開始嘗試自己做菜。親手烹煮自己要吃的餐點，既開心又有趣。

只要開始做菜，就會對食材、料理步驟、調味料的用法、菜色的搭配等產生好奇心，開拓出全新的視野。同時也會知道調味料的添加量，藉此看出，外食或外帶餐點的料理手法或內容。

這樣一來，也比較容易體會到「吃太鹹」、「用太多油」等具體的狀況，有助於改善飲食生活，打造強韌的血管。

幸運的是，最近只要去書店，就能看到一整排專為新手量身訂作的食譜。我目前也正在逐步增加自己的「拿手菜」，放假時，我會挑戰西班牙名菜「海鮮燉飯」，或是自己揉麵糰製作烏龍麵，嘗試做出各種不同的料理。

多吃魚和黃豆製品，血管更強韌

只要身體力行前文介紹的減鹽法，就能減少有害血管的因素，打下良好的基礎，讓血管重拾青春活力。如果再攝取特定食材，讓血管變得強韌，基礎就會更加穩固。

「優良的蛋白質」是讓血管重拾青春活力的主要養分，魚類與黃豆製品含有豐富的蛋白質。這兩種食材也是我長年偏好的食物，以其為主菜，就是我自己健康無病的基礎。

肉類應該當作特殊節日的享受，日常飲食則以魚類或黃豆製品為主菜。不過，自從60年代經濟起飛後，飲食習慣也隨之西化，肉類變得相對便宜，使餐桌上的主菜，從魚類與黃豆製品，逐漸變成肉類或脂肪較多的料理。

在飲食習慣的改變下，日本也有越來越多人罹患歐美型的血管疾病，也就是「心肌梗塞」與「腦梗塞」。

少吃肉、多吃魚，讓血液更清澈

「吃肉」不全然是壞事，但是自古以來，日本人就是吃魚和黃豆製品長大的。魚類和黃豆製品含有的優良蛋白質，能讓血管的內皮細胞變得強壯健康。

人類的身體約由60兆個細胞構成，這些細胞會不斷進行新陳代謝，由新細胞持續汰換舊細胞，維持我們的生命。血管也是一樣，血管保健的重點就在於內皮細胞，而內皮細胞汰舊換新的週期，大約是1000天。優良的蛋白質是製作新細胞的材料，而魚類與黃豆製品，則是富含優良蛋白質的代表性食材。

此外，魚類含有優質的脂肪酸EPA（Eicosapentaenoic acid）與DHA（Docosahexaenoic acid）。這些成分可以減少有害健康的低密度膽固醇與中性脂肪，讓血管擴張，促進血液流動。

換句話說，**吃魚可以攝取優良的蛋白質與脂肪酸，蛋白質是血管細胞再生的原料；脂肪酸可以讓血液清澈，使血流順暢**，一舉兩得。

● 一餐只能吃一條中型魚，多吃無益

不過，魚類也不能過量攝取，將會導致肥胖並造成腎臟的負擔。**每餐的主菜標準分量大約80～100公克，若以大小來說，相當於一條中型魚，和秋刀魚差不多。**

另一方面，黃豆製品不含膽固醇，又有均衡的蛋白質、脂質、各種維他命與礦物質像是豆腐、納豆、油豆腐、豆漿等。因為卡路里低，要是前一天不小心吃太豐盛，可以當作隔天的主菜，讓身體稍微休息。

肥肉的油花太多，易吃下過多脂肪

雖然我很喜歡吃魚，但是我並非完全不吃肉，而是適量品嚐。偶爾去燒肉餐廳享受時，一定會點普通價位的肉，因為瘦肉較多。高級或特級肉品的油花太多，反而比較像吃脂肪，而不是吃肉。

瘦肉才含有優良蛋白質，肥肉則多為脂肪

肉類和魚類一樣，都有豐富的蛋白質，但是脂肪較少的瘦肉，才算是優良的蛋白質。**牛肉中的瘦肉有菲力、腿肉、肩肉等部位，豬肉則有腰內肉、腿肉等。**這些部位的卡路里較低，氨基酸的組合也很平均，這代表蛋白質的營養價值高，也是血管的內皮細胞或組織的原料。

先吃菜再吃飯，減緩吸收，避免血糖上升

先前提過，「自古以來，日本人就是吃魚和黃豆製品長大的」，而「蔬菜」對身體的健康也相當重要。蔬菜的種類繁多，所含養分的比例也各有不同，其共通點在於富含維他命與多酚等抗氧化成分，以及大量的食物纖維與低卡路里。

「活性氧化」會加速身體老化；「抗氧化成分」則會攻擊活性氧，使其轉變為無害物質，同時抑制低密度膽固醇在血管內氧化，阻止氧化的低密度膽固醇堆積在血管的內皮細胞內側，預防血管老化。

另一方面，「食物纖維」可以抑制腸道吸收多餘的醣質與脂質，有助於預防血糖與低密度膽固醇上升。所以，**多吃蔬菜，便能減輕血管的負擔**。

此外，介紹「穩健減鹽法」時也提過，**大部分蔬菜都含「鉀」，能幫忙排出多餘鹽分。而且蔬菜的卡路里低，多吃可以得到飽足感。**即使食量相同，攝取的卡路里也會比較少，有助於減肥並預防肥胖。「多吃蔬菜」雖然是老生常談，但確實有它的道理。

每天吃一次生菜沙拉，醬料要少加

三餐中，最少要吃一次生菜沙拉，我維持這個習慣已經超過20年。如果在醫院的員工餐廳，我會挑選有蕃茄或萵苣等食材的綜合沙拉，如果在餐廳或小吃店，我會選擇附有生菜沙拉的套餐，或是另外加點沙拉。

在家用餐時，我會將時令蔬菜加進沙拉，也會快炒或汆燙，養成每天吃一次生菜沙拉的習慣，從長遠的角度來看，能夠大幅增加蔬菜的攝取量。

每天吃生菜沙拉並不困難，在血管保健上，卻可以收到極大成效。

●用餐時要先吃菜，避免暴飲暴食

但是，付諸實行的時候，需要注意兩點事項。第一是「沙拉醬的分量」，沙拉醬的鹽分與脂肪遠比想像中還要多，如果淋太多，就不是在吃菜，而是攝取鹽分與油脂。只要淋上一點，就能享受醬料的風味，又能感受蔬菜的原味。

含有橄欖油的沙拉醬也是如此，**雖然橄欖油富含優質的「油酸」（註），使用過量卻容易造成肥胖。**無論淋在什麼食材上，都只需要一點點即可。

註：「油酸」是脂肪酸的一種，能減少有害健康的低密度膽固醇，橄欖油與菜籽油皆富含此種物質。

另一點則是「用餐順序」，我用餐的時候會先吃菜，**先吃低卡路里的蔬菜，可以讓人在8分飽的時候產生飽足感，不會吃太多。**蔬菜含有的食物纖維，可以讓之後吃下的食物，不會太快被身體吸收，避免血糖急速上升。歐美人吃飯時，習慣先吃蔬菜，是有其道理的。

強化血管的5種食物，每週至少吃3次

為了讓血管重拾年輕活力，變得更加強韌，我推薦這幾種食物給大家。每一種都含有豐富的養分與抗氧化成分，可以讓血管強韌，並預防血管疾病。這些食物隨處可得，非常方便。

但是，**即使營養價值再高，單吃同一樣食物，營養也會失衡，難以達到血管保健的功效**。因此，請務必均衡攝取各種食物，積極運用本書精選的食材。

除了介紹食材的功效，我也提供簡單的料理或食用方法，大家不妨嘗試看看。品嚐新口味、增添做菜的樂趣，都是拓展人生的體驗喔！

❶【魚】——青背魚、紅肉魚、白肉魚

● 幫助內皮細胞進行新陳代謝的助力

我在濱海的城鎮長大，非常喜歡吃魚。魚的全身上下都充滿營養，除了肉以外，我還會把魚頭吃個精光，只留下骨頭。

過去的日本人幾乎每天吃魚，當時罹患血管疾病的人也不像現在這麼多。因為魚類所含的營養，可以使血管強韌，避免血液變得混濁。

魚類的主要成分有蛋白質、優質的脂肪酸EPA、DHA以及維他命等等。這些養分都是打造強健體魄的基礎，也有助於調節生理機能。

一般人會覺得青背魚（註）比較好，因為富含EPA與DHA，但是白肉魚和紅肉魚也含有這類脂肪酸，建議可以均衡攝取，不必拘泥於特定魚種。但是，如果只吃鮪魚肚或高級鮪魚，會使營養不均衡；應該遍嚐大、中、小，各種體型的魚。

★【功效】

蛋白質是身體組織的原料，也是血管的內皮細胞汰舊換新、重拾活力時所需的養分。魚肉富含EPA（Eicosapentaenoic acid）與DHA（Docosahexaenoic acid），屬於多價不飽和脂肪酸，這種優良的蛋白質無法在體內合成，只能透過食物攝取。**EPA與DHA可以減少有害健康的低密度膽固醇，抑制中性脂肪形成，使血管擴張，讓血流順暢，並預防血栓形成。**如果想讓血管變得強韌，吃魚非常有效。

★【料理方法＆食用訣竅】

❶ EPA與DHA這兩種脂肪酸很容易氧化，因此，要選購新鮮的魚類，並盡速料理。

❷ 脂肪酸很容易因為加熱而流失，如果是當季的魚類，可以做成生魚片食用。

❸ 多樣化的烹調方式，可以避免營養不均衡。建議嘗試低鹽的烤魚、照燒、滷魚、煎魚或蒸魚，也可以做成魚湯或火鍋。

註：所謂「青背魚」，就是來自冰凍水域的鮭魚、沙丁魚、鮪魚、鰹魚、秋刀魚、竹筴魚、鰤魚、真青花魚、麻青花魚、鯡魚、雷魚、鳳尾魚等。

2【黃豆】——黃豆、納豆、豆腐、油豆腐、豆漿

讓血液更清澈，血管會越來越年輕

黃豆是日本人自古以來食用的代表性食品之一，又稱為「田裡的肉」，主要成分是優良的植物性蛋白質，與動物性蛋白質一樣，都是人體細胞汰舊換新時的重要物質。

黃豆含有豐富的特殊養分，例如大豆皂素與大豆異黃酮等多酚類，以及大豆卵磷脂等優良的脂質。黃豆與黃豆製品富含優質養分，多攝取這類食物，就能長壽又健康。

以黃豆為原料的黃豆製品，**優點在於其鹽分比魚類或肉類的加工產品少。**像納豆或豆腐只需要拌一拌、切一切就能吃，相當方便。我習慣在早餐時，吃一盒納豆，也很愛吃豆腐與油豆腐，每天用餐時，都少不了這些菜色。

★【功效】

黃豆的特色，除了富含優良的植物性蛋白質「大豆蛋白」外，還有大豆皂素、大豆異黃酮、大豆卵磷脂、植物固醇等成分，可以讓血液變清澈，維持血液健康，也能讓血管變得更年輕。此外，大豆皂素、大豆異黃酮屬於多酚類，可以減少有害的低密度膽固醇與中性脂肪。

大豆卵磷脂屬於優良的脂質，可預防血栓形成；植物固醇則可以阻擋腸道吸收脂肪，降低血液中的低密度膽固醇。**納豆的發酵過程中會產生納豆激酶，具有溶解血栓的作用，有助於預防中風與心肌梗塞。**

★【料理方法＆食用訣竅】

❶每天至少吃黃豆或黃豆製品一次。

❷納豆、豆腐與豆漿不必特別烹調就能吃，納豆的攝取標準是1天1盒。

❸將罐裝的水煮黃豆拌在沙拉中，就能輕鬆享用。

❹油豆腐或豆皮可以代替肉類，用於拌炒或燒烤。

❸【蔬菜】——番茄、黃麻菜、南瓜

●有抗氧化作用，讓血管與血液充滿活力

公開表示自己不喜歡吃蔬菜的人，就等於昭告天下：「就算我的血管持續受損，某天因為中風或心肌梗塞倒下，我也不在乎。」

蔬菜是各種養分的寶庫，可以預防血管老化。「鉀」會降低血壓、「食物纖維」可以促進身體排出多餘的鹽分和膽固醇、抗氧化成分（β胡蘿蔔素、維他命C與E、多酚類等），可以將體內的活性氧轉化為無害物質，可以讓血管與血液充滿活力。

此外，大部分蔬菜的卡路里都很低，多吃也不會變胖。而黃綠色蔬菜，也就是深色蔬菜，富含抗氧化成分，可以預防動脈硬化。各位可以隨著季節，品嚐各種蔬菜。下面介紹3種容易取得、又很營養健康的蔬菜，不妨多吃。

【紅色蔬菜】——番茄

★〔功效〕

外觀呈現紅色的番茄，代表其富含「茄紅素」。「茄紅素」具有強大的抗氧化功能，可以去除體內的活性氧，抑制有害健康的低密度膽固醇氧化，並預防該物質氧化後堆積於血管內皮細胞內側，避免動脈硬化。**番茄也含有豐富的維他命 C、E 與鉀，與茄紅素多管齊下，更能大幅降低動脈硬化的風險。**

★〔料理方法＆食用訣竅〕

❶茄紅素是脂溶性成分，可溶於油中，食用時搭配油脂，能提高人體的吸收率。

❷做成簡單的番茄沙拉即可享用，將番茄切成一口大小，淋上少許特級初榨橄欖油，不加鹽也很好吃。

❸如果覺得口味太清淡，可以加入香草類或極少量的鹽。

❹養成在生菜沙拉中加入半顆或一顆番茄的習慣。

【綠色蔬菜】——黃麻菜

★〔功效〕

在各種富含養分的綠色蔬菜中，黃麻菜的抗氧化成分特別多，如β胡蘿蔔素、維他命C與E、多酚類等，讓體內的活性氧轉化為無害無質，減輕氧化的壓力，以保護血管。黃麻菜的黏性在青菜中比較少見，但是，這也代表其中含有黏蛋白與聚甘露醣等食物纖維。這些成分都可以抑制腸道吸收多餘的鹽分、膽固醇、糖分，避免血液變得混濁。

★〔料理方法＆食用訣竅〕

❶黃麻菜的養分多半是溶於水的水溶性成分，須快速汆燙才不會流失。

❷摘下葉片，以滾水汆燙30～40秒後，立即沖冷水。瀝乾後灑上柴魚片，並淋上少許酸橘醋（也可以使用高湯醬油，或是納豆附的醬汁），就是涼拌黃麻菜。

【黃色蔬菜】——南瓜

★〔功效〕

南瓜富含各種色素，如茄紅素、葉黃素、β胡蘿蔔素，都是強力的抗氧化成分，可以降低體內的氧化壓力，消除使血管受損的各種因素。另外，南瓜也富含維他命C、E；維他命的抗氧化作用，有助於預防血管老化。南瓜也含有豐富的鉀與食物纖維，可促進身體排出多餘鹽分。

★〔料理方法＆食用訣竅〕

❶南瓜有許多養分，攝取時可搭配油脂，提高吸收率，烹調時可放入適量的油。

❷把南瓜切成薄片後，排在鋁箔紙上，淋上少許橄欖油，放入烤箱後，烤到熟透為止，即為烤南瓜。

❸南瓜切成1.5公分的小塊，放入耐熱碗中再淋一點水，之後加熱待其軟化後，再搭配喜歡的蔬菜與些許沙拉醬，就是一道熱沙拉。

❹【水果】——蘋果

●幫助排出多餘鹽分，減輕血管負擔

據說世界各地的長壽村居民，大多常吃蘋果等水果。許多人喜歡吃糖果餅乾，卻很少吃水果；有些人則認為水果的卡路里很高，所以敬而遠之。不過，和糖果或零食比起來，水果的卡路里相當低。

水果中的醣質是能量的來源，還含有豐富的維他命、礦物質、食物纖維、多酚類等。

想吃點心或肚子有點餓的時候，習慣以水果裹腹，就能攝取大量養分，強化血管。如果覺得8分飽的正餐還不夠飽，不妨於飯後攝取半顆至一顆水果當作甜點，不但卡路里低，肚子和內心都能感到滿足。其中，**我特別推薦蘋果，因為「鉀」的含量高，可以促進身體排出多餘鹽分。**

★〔功效〕

蘋果是富含鉀的代表性水果，可以讓身體排出多餘鹽份，預防血管損傷。紅色的果皮含有花青素等多酚類，具有強大的抗氧化功效，可抑制低密度膽固醇氧化，預防膽固醇堆積在血管壁而造成動脈硬化。此外蘋果含有豐富的果膠，屬於植物纖維，可以抑制腸道吸收多餘鹽分、膽固醇與醣分。

★〔料理方法＆食用訣竅〕

❶直接吃新鮮的水果，養分較不容易流失。

❷飯後如果吃下大量水果，血糖容易急速上升，必須有所節制。每餐之間，可吃一份 100 卡的水果，飯後則可以吃 50 卡的水果當甜點。

50 卡水果可吃：**蘋果半顆、橘子 1 顆、奇異果 1 顆、香蕉半根、梨子半顆、草莓 5～6 顆**

❸蘋果皮富含多酚類，仔細清洗之後，可以連皮一起吃。

❹在切塊的蘋果上，淋 2～3 大匙的無糖原味優格也很好吃。

❺濃縮還原的果汁，即使標榜 100%原汁，糖分還是太高，很難代替水果。**水果要用「吃」的才營養。**

⑤【醋】──米醋、黑醋、巴薩米可醋

●全面保健血管，讓低鹽料理美味變身

「醋」是我家餐桌上的常客，太太每天做的料理中，常會以醋醃小菜代替味噌湯，這樣就可以減少從湯品攝取的鹽分量。

將原本每週會喝7次的味噌湯，減少成2～3次，並增加一道含醋料理，經年累月下來，會減少相當多的鹽分攝取量。此外，「醋」還有保養血管的功效，可說是一箭雙雕。

「醋」的清爽酸味，還能讓低鹽料理變得更好吃。最近，像蘋果醋等各類果醋也很容易購得，口味也越來越多變。家裡不斷常備各式各樣的醋，就能嘗試多種調味方式。

★〔功效〕

醋的主要成分有「醋酸」與「檸檬酸」。「醋酸」可以促進脂質與醣質代謝、改善血液的混濁度、降低血壓，並減輕血管負擔。而「檸檬酸」可以讓身體排出有害物質，降低體內的氧化壓力，預防血管老化。**「醋」還能促進疲勞物質「乳酸」的分解，能有效消除疲勞。**

★〔料理方法＆食用訣竅〕

❶ 可以將醋用於醃漬小菜、涼拌菜、泡菜的湯汁中，增加食用含醋料理的次數。

❷ 黑醋或巴薩米可醋可以直接「沾」著吃，代替醬油。

❸ 用水或碳酸水稀釋黑醋、巴薩米可醋或水果酒，調成喜歡的口味飲用。若想要甜味，也可以加蜂蜜。

對吃下肚的食物，永遠保持好奇心

我們平時吃下肚的食物，不僅可作為活動的能量來源，也是建構身體的原料。因為今天吃的食物，將會改變未來的自己，所以我對食品的成分抱持極大的好奇心。

了解食物的成分很有意思，看到不該多吃的食物，自然就會少吃，轉而常吃有益健康的食品。只要對食品或料理有興趣，了解食物的成分，就能改善飲食生活的內容。

請在家中準備一張「食品成分表」吧！多看看食物的營養價值，自然就會明白哪些該多吃，哪些該少吃。

了解食材的成分，避免吃下過多垃圾食物

我工作的醫院中，員工餐廳有不少巧思，讓醫療人員管理自己的健康，加深對營養的知識。

像在餐廳會標示出菜單上所有定食、單項餐點與小菜的卡路里及鹽分。可以透過簡單的計算，搭配出適合自己的菜色，相當方便。若以每餐600卡、鹽分3公克為標準，只要搭配菜色時，讓數值接近標準即可。我們的飲食充斥過多的脂肪與鹽分，如果沒有控制，很容易在不知不覺中，超過每餐1000卡、鹽分5公克的分量。

另一點是在餐廳的桌子上，分別放置寫有食品養分的小卡片。譬如番茄的卡片上，記載其富含抗氧化成分茄紅素、維他命C、E與鉀等，標明各種養分在體內的功用。用餐之餘閱讀小卡，可以增加食品或營養的相關知識，而卡片會定期更新，百看不厭。

即使是醫療從業人員，也無法像營養管理師一樣，具備全方位的營養知識；然而，身為醫師，也為了維持身體的健康，了解食品與養分是必要的。

有些人認為「即使檢討自己的飲食習慣，也沒辦法具體改變」、「即使開始改變，也不能長久」，那就先從了解食品與料理開始。了解食物成分，有助於脫離暴飲暴食或偏食造成的惡性循環。

一瓶啤酒等於一碗飯的熱量，越喝越胖

有人說「酒為百藥之長」，但是這僅限於少量飲用。如果每天習慣喝很多酒，會加速血管老化，提高中風或心肌梗塞的風險。

喝酒會讓血管擴張，暫時降低血壓，但是，血管會在酒精的代謝過程中收縮，使血壓於隔天早晨上升。如果每天都喝酒，會不斷重複以上變化，持續為血管帶來多餘的負擔，讓血壓慢性提高，加速血管老化。

此外，**喝酒時常會搭配炸雞或烤雞等高鹽、多油的料理或下酒菜，容易導致高血壓或內臟脂肪型肥胖，增加傷害血管的因素。**還會使肝臟細胞囤積中性脂肪，造成脂肪肝。脂肪肝惡化之後，會形成肝炎、肝硬化甚至肝癌，後果相當嚴重。

再者，**酒是高卡路里飲料，所謂「空熱量」（empty calorie），就是「空有高卡路里，卻缺乏有效的養分」，500毫升的罐裝啤酒等同於一碗白飯的熱量非常驚人。**更何況，酒沒辦法填飽肚子，喝太多還會造成肥胖與疾病。

喝一點小酒能增加高密度膽固醇，但不可過量

因此，如果要把酒當作良藥，僅限於極少的分量。有報告指出，喝一點小酒，可以增加對身體有益的「高密度膽固醇」，有助於回收有害的低密度膽固醇，使其回到肝臟。因此，當「高密度膽固醇」增加時，血管內的低密度膽固醇就會減少，預防動脈硬化。以日本酒為例，每天只能喝1杯（180 ml），如果習慣喝2杯以上，就會傷害血管。

每週讓肝臟休息2～3天，漸進式減少酒量

我以前也很喜歡喝酒，但是40歲之後血壓偏高，也出現脂肪肝的問題，所

以便開始「減少酒量」；現在，我只會在紀念日或宴會上小酌兩杯，保持身體的健康，BMI值也維持在22。

一開始減少酒量時，深切體會到好酒之徒說的：「酒就是要盡情暢飲才痛快，有所節制哪算喝酒！」確實所言不假。讓愛喝酒的人只喝1杯就停手，剛開始一定會相當痛苦。

因此，**我每週會為自己訂下2～3天的「肝臟休息日」。只要習慣「肝臟休息日」，即使晚餐沒有酒喝，也不會心癢**，到了可以喝酒的日子，酒量也會逐漸減少，藉此成功減少喝酒的量。

各種酒類的飲用標準

啤酒	5%	1中瓶（500ml）以下
清酒	12～14%	1杯（180ml）以下
燒酒	20～25%	半杯（90ml）以下
葡萄酒	11～14%	2杯（每杯100ml）以下
威士忌、白蘭地	40～43%	雙份1杯以下

＊%為酒精的標準濃度

＊上述為男性的標準，女性則以1/2～2/3為準。

＊不願意喝酒或不能喝酒的人，都不必勉強自己。

＊罹患循環系統疾病者，如欲飲酒，請依照主治醫師指示。

改不掉的壞習慣，有同伴就容易戒掉

前文提過，重新檢視飲食習慣，是打造強韌血管的第一個步驟。如果覺得「再這樣下去不太好，但是目前大概還沒問題」，我奉勸你還是從今天就開始保養血管。**「現在開始實行」與「繼續坐視不管」，將會改變你未來3年、5年甚至10年的生活與人生。**

不過多年來，我都以自己的方式保養血管，從經驗中體會到，單憑自己的力量，想持之以恆，確實相當困難。雖然重新檢討飲食習慣後，還是得靠個人實行，但是如果有同伴一起努力，就會更順利、更輕鬆而且更開心。

改變又油又鹹的飲食習慣，從個人做起

尤其是現代的飲食環境，充斥著高鹽、多油、高卡路里的食品與料理，外食或外帶（市售便當或現成熟食）豐富多變，分量又多。在這種環境下，堅持「在家煮飯，攝取適量的清淡料理，只小酌一杯」的生活習慣，有時候就像是遺世獨立的隱士。然而實際上，整個社會都必須回到正確的飲食環境才對。

像是由食品加工業者帶頭，努力減少加工食品、外食與外帶餐點內含的鹽分或卡路里，法律也要制定固定的工作時間，讓人們可以在家吃晚餐。這麼一來，全家就能一起享用適量又有益身體的晚餐，增進夫妻及親子關係。

「社會」是由成千上萬的「個人」集合而成的，為了改變「社會」，首先要讓「個人」覺醒並付諸實行。接著再形成小型的「社會」，號召同伴們一起重新檢視飲食習慣。

像是夫妻、老朋友、同事等等，一旦到了40歲前後，或多或少會開始擔心

自己的健康。這時候就可以邀請他們，一起實行減鹽、少酒、餐餐8分飽的飲食保健法。**只要有同伴，就不是單打獨鬥，也會比較有動力付諸實行，找到持續執行的意願。**

Column 3

聰明喝水，也能保養血管

人體約有 70%是水，**如果身體缺水，會導致各項功能失調，讓血管內的血液濃度上升，**對血管的內皮細胞造成負擔。另外，也很容易形成血栓，如果動脈硬化很嚴重，最糟的結果就是中風或心肌梗塞。

如何「聰明」喝水，對於保養血管來說也很重要，我每天也會時時留意，勤勞補充水分。

【聰明喝水法】

❶ 每天喝大約 1.5 公升的水，分 7～8 次飲用。

❷ 補充水分時，最好飲用常溫白開水，避免身體太冷。

❸ 人體在起床時、運動前後、洗澡前後、就寢時，最容易流失水分，特別需要補充。

❹ 如果在大熱天裡流了許多汗，為了適度冷卻身體，並補充流失的水分與鹽分，可以飲用冰涼的運動飲料。運動飲料多半含有適量的鈉（鹽分），在水分與鹽分急速流失後，有助於補充至適當濃度。但是，這僅限於大量流汗的時候，**日常生活中的水分攝取，請以白開水為主。**

❺ 腎臟病或心臟病患，有時不宜攝取太多水分，請向主治醫師諮詢再飲用。

第4章

強化血管的 3 個運動習慣

用走路、伸展維持肌肉力，血管會更有活力

降3高、促進血液循環，就靠「運動」

隨著年齡增長，你是否每天都覺得自己缺乏運動，想要好好動一動呢？總是忙於工作或家事，找不出時間運動，更是大多數人的生活常態。

不過，**人類是「動物」，如果缺乏運動，身體的各項機能便容易衰退，加速外表與體能的老化**。乍看之下，血管健康與運動似乎沒什麼關聯性，實際上卻大有關係。

為了讓疲勞的血管重拾年輕、恢復強韌，「運動」佔很重要的地位。下列這3種運動，都有益於血管健康：

❶**健走**：促進血液流動。
❷**伸展操**：維持身體的柔軟度。
❸**肌力訓練**：幫助鍛鍊肌肉。

打造強韌血管的運動習慣

健走、伸展操、肌力訓練，都能提升血管的活力。

1. **「健走」促進血液流動**
   讓血液循環更順暢，帶給內皮細胞良性刺激，活化血管。

2. **「伸展操」維持身體的柔軟度**
   增進柔軟度，預防外表與體能的老化。

3. **「肌力訓練」幫助鍛鍊肌肉**
   肌肉容易隨著年齡增長而減少，「肌力訓練」可以提升體能並促進血液循環，預防血管疾病。

上述的輕度運動，會讓身體稍微冒汗，又能讓人覺得很充實，最適合用來保健血管；更可以促進血液循環，使血液在血管內流動順暢，帶給血管的內皮細胞良性刺激，讓血管細胞逐漸活化，使其更加強韌。

此外，運動還能消除內臟脂肪型肥胖，降低血糖與血脂，減少血液混濁造成的傷害。

「多走路」，血管長壽不老化

40歲之前，我也常以「忙碌」為藉口，長期缺乏運動。邁向40歲時，我的BMI值達到25，屬於肥胖範圍。當時才深刻感受到：「不能再這樣下去。身為保護民眾健康的醫師，不能不健康。為了維持健康，我必須開始改變。」

從那時候開始，我就開始健走，從40歲到現在，這幾乎是我每天的例行公事，維持了20年以上。開始健走之後，我的BMI值很快就降到22，屬於健康的理想數值，之後更一直保持在22左右。

最近，因為健康風潮興起，大家都知道健走等有氧運動（註），可以有效預防、改善生活習慣與肥胖；不過，早在80年代，我就已經親身體驗「健走」帶來的健康效果。

當時，我在高知的大學研究老年醫學，經常與當地70、80歲、健康開朗的長輩們交流。**他們健康的秘訣，不外乎「盡量走路、不過度依賴公車或汽車」等**，讓我也覺得自己應該起來走走。

不愛動的人，血管容易阻塞、老化

健走的效果不勝枚舉，最重要的就是會增加卡路里的消耗量，有助於減肥並預防復胖。長年大吃大喝、缺乏運動的人，會形成充滿脂肪的啤酒肚，健走則能消除脂肪，讓身體越來越結實。

代謝症候群的判斷標準，在於是否患有內臟脂肪型肥胖，而消除啤酒肚的重點，與改善並預防代謝症候群的重點幾乎一樣——透過健走促進代謝功能，

註：「有氧運動」就是持續進行一段時間，並攝取氧氣的全身運動，最具代表性的有氧運動有健走、慢跑、騎單車等。但是，慢跑或騎單車的運動強度若太強，有時候會使血壓過高，造成反效果。

降低血壓、血糖與中性脂肪。同時，健走也能增加對身體有益的高密度膽固醇，預防動脈硬化。

健走可以減輕血管負擔，讓疲勞、變硬的血管恢復柔韌度，打造健康又有彈性的「強韌血管」；還可以促進血液循環，讓血液的流動更順暢；而主動脈等大血管的內皮細胞，也會因為血流順暢更活化，變得健康有活力，有助於預防中風或心肌梗塞等疾病。

反之，**如果缺乏運動、很少走路，血流就會變緩慢，血管的內皮細胞無法得到血液帶來的良性刺激，會加速血管老化。**

健康沒有捷徑，每天請走1萬步

開始健走時，建議各位先準備「計步器」。雖然有人覺得「不用在乎健走步數，隨意而行就好」。但是，知道自己每天走多少路，掌握每日運動量，就會有動力、能開心地繼續下去。

市售計步器的準確度很高，多半還有記錄功能，準備好計步器後，先測量自己的生活中，1天會走幾步。一般來說，坐辦公室的上班族，如果搭捷運或公車上下班，大約會走4千～5千步；如果是自己開車，則是2千～3千步。如果長時間待在家裡，可能只走2千步以下。

為了維持健康，理想的步行量是每天1萬步（註），但是要達到這個目

註：「每天走1萬步」是維持健康長壽的每日標準運動量。以普通的速度走1萬步，大約可消耗300卡，快步走則可消耗350卡。

標，確實不容易。或許有人認為，平常就已經忙得不可開交，累到全身無力，怎麼挪得出時間運動？不過，正因為忙碌，找出時間運動，顯得格外有意義。

●每天走路，也能活化大腦

為了自己的健康默默行走，可以說是自己專屬的寶貴時間。**活動身體，稍微流點汗，可以讓腦袋清醒，煥然一新，使身體與心靈感到很充實。**

當你看到掛在腰間或身上的計步器，顯示8千或1萬步時，會有很大的成就感。有健走習慣的人，都會異口同聲地表示，健走會帶給他們「停不下來的爽快感」。

提早一站下車也是運動，不需過度勉強

具有功效且能持續的健走秘訣是什麼呢？基本上，健走需於每天固定的時段進行，例如早上、傍晚或晚上，讓身體習慣。

以我而言，我會視當天的身體狀況與工作情形，在上班前健走半小時到一小時。40、50歲時，以每天1萬步為目標，60歲開始，則每天持續7千步，不過度勉強自己。

如果每天原本只走2、3千步，突然要達到1萬步，乍看之下相當困難。但是，只要特地挪出時間健走，並於上班途中增加走路的機會，就能輕鬆達到目標。

但是，絕對不能勉強自己，一開始就每天走1萬步，必須在能力可及的範

圍內持續進行。**如果不方便每天健走，就以每週3～4次為目標，以週為單位，比較容易持之以恆。**

如果因為工作忙碌而挪不出時間，可以在日常生活中，增加走路的機會。不妨增加每天走路的步數；搭捷運或公車時，提早一站下車，走到目的地，或是不搭電梯、改爬樓梯等。這些方法或許很平常，卻很普遍又有效。

我在高知的醫院工作時，遇過70、80歲還很硬朗的老人家，他們也會在目的地前提早下車，增加走路的機會。

大步走，姿勢正確才有運動效果

沒有運動習慣的人，剛開始健走時，必須特別注意姿勢。**運動就像「雙面刃」，適當運動對身體有益，但是作法錯誤，反而會傷害肌肉與關節。**因此，健走的姿勢非常重要。

此外，如果想讓健走更有效率，重點在於「大步邁進」。**「跨大步」可以**

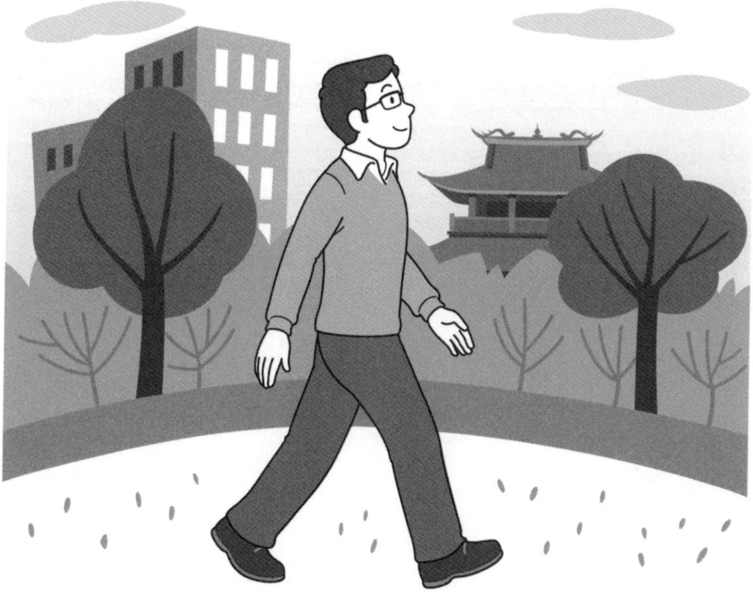

▲常走路可以活化血管的內皮細胞

鍛鍊身體、腰部、腿部的肌肉，增強肌肉的力量。如果身體、腰部、腿部一帶的脂肪減少、肌肉增加，全身漸漸變得結實，就會像年輕時一樣，強健有力。

強化
血管

島田式健走法秘訣大公開

標準步伐長度約為「自己的身高－100 公分」，只要大步走、姿勢正確，效果會更好。

〔輕鬆無負擔的姿勢〕

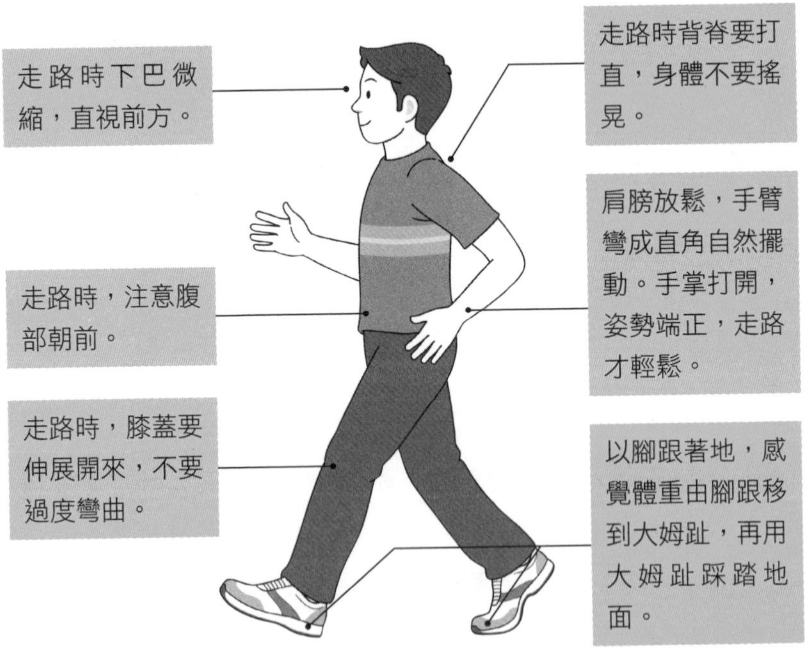

走路時下巴微縮，直視前方。
走路時背脊要打直，身體不要搖晃。
肩膀放鬆，手臂彎成直角自然擺動。手掌打開，姿勢端正，走路才輕鬆。
走路時，注意腹部朝前。
走路時，膝蓋要伸展開來，不要過度彎曲。
以腳跟著地，感覺體重由腳跟移到大姆趾，再用大姆趾踩踏地面。

〔運動前，先算出你的標準運動強度〕

標準的運動強度，是指持續一段時間後，心跳會上升，冬天也會稍微流汗。健走會讓人感到充實，想要繼續走下去，不過，每次最多以 1 小時為限。

〔運動強度的計算方法〕

138－（年齡÷2）＝每分鐘的脈搏數

* 將一手的食指與中指（或加上無名指），輕輕按在另一隻手腕拇指側的動脈（手腕關節下方），計算 1 分鐘的脈搏數。
* 40 歲時，每分鐘標準脈搏約 120 下；50 歲則是每分鐘 110 下左右。

＊第三期高血壓（收縮壓 180、舒張壓 110mmHg 以上）、心血管疾病或腎功能障礙的患者，早上可能不適合健走，也不一定適合透過運動來保養血管。如果想運動，請務必接受醫師的專業檢查，判斷是否適合運動、適當的運動強度及時段。

〔健走時，最重要的 5 件事〕

❶ 運動鞋的**鞋底要夠厚**，要有氣墊。如果不是運動鞋，地面帶給腳底的衝擊力會比較大。

❷ 建議穿著具有吸濕與排汗功能的衣服，並**攜帶計步器與擦汗的毛巾**。

❸ 為了避免脫水，建議在健走前後**喝一杯水**。

❹ 身體不舒服、天氣不好或太熱時，請勿勉強自己。

❺ 健走時要注意交通安全。

運動前伸展2分鐘，柔軟身體、促進血流

人類是「動物」，顧名思義，「動物」就是要有一定的活動量，才能維持身體的各項功能。小嬰兒會在睡覺時翻身，也會四處爬行，無時無刻地活動，就是身體柔軟又充滿彈性的證明。

但是，隨著年紀增長，很容易缺乏運動，喜歡一直坐著，懶得活動身體。這樣一來，身體會逐漸失去柔軟度，關節的活動範圍也會越來越小，身體變得僵硬、失去彈性。

健走前先做伸展操，減輕疲勞

運動功能的衰退，也會在體內進行；換句話說，血管也會因為逐漸失去彈

性而變硬，產生動脈硬化，提高中風或心肌梗塞的風險。

因此，透過運動維持身體的柔軟度，就顯得相當重要。最理想的方式，就是透過「伸展運動」來伸展身體的主要肌肉。**「伸展運動」的優點就是強度比「健走」低，又能在短時間內輕鬆完成，只要持之以恆，就能擴大關節的活動範圍，提高身體的柔軟度，為外表與體內環境帶來抗老的功效。**

此外，慢慢伸展肌肉，會令人相當舒服，可以放鬆身心，舒緩大腦的疲勞感。接下來，我會介紹3種下半身的伸展運動，在人類的肌肉中，下半身的肌肉對於預防老化特別重要。

在健走前後做伸展運動，是很好的熱身操，可以減輕關節的負擔，讓疲勞感不會一直堆積在肌肉裡，建議大家可以與健走搭配實行。工作時的空檔，也可以只做某一種伸展操，促進血液循環，達到保養血管的功效。

下半身伸展操

在有氧運動的前後，可以先做伸展操，舒展下半身的主要肌肉，效果很好。下面介紹的伸展操，建議於運動前後進行，每組都只要做 2 分鐘。

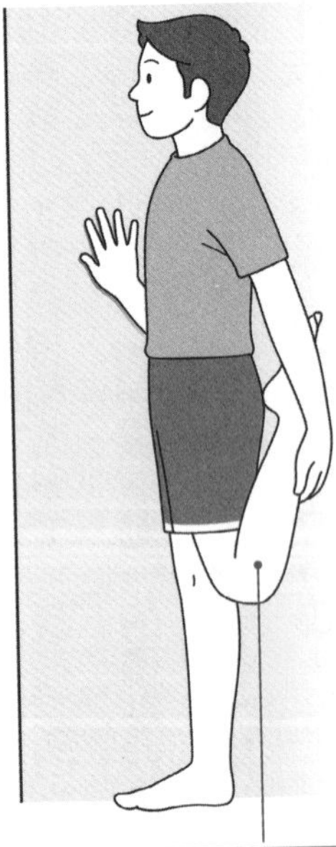

★〔大腿前側伸展操〕

站在牆邊，右手扶著牆壁支撐身體，用左手抬起左腳，貼近臀部；之後換右腳。

〔動作重點〕

- 每個動作維持 20 秒，如果身體太僵硬，無法持續，也可以分成兩段，即 10 秒×2 次。每天持續練習，就可以恢復身體的柔軟度。
- 不需閉氣，自然呼吸即可。
- 將注意力放在伸展的部位。
- 「理想的強度」是在感覺舒服的範圍內，而不是覺得疼痛。

抬起的那一隻腿，膝蓋須與另一腳的膝蓋並排，或略微後退。如果會痛，可以適度移到不痛的位置。

★〔腰部與大腿後側伸展操〕

面向牆壁，左手扶住牆壁、支撐身體，右手將右腳抬起，使之靠近胸部，之後換腳也一樣照做。

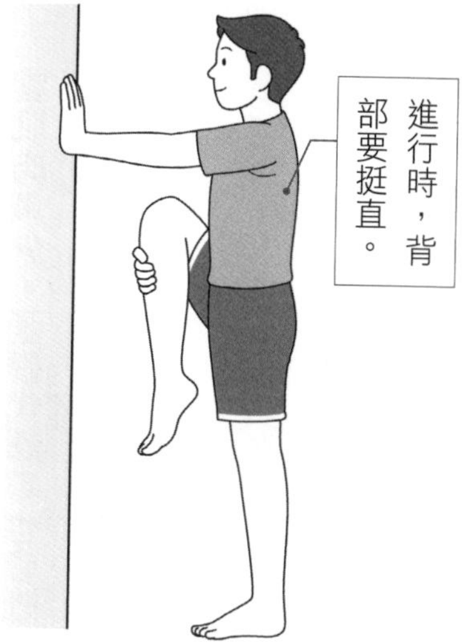
進行時，背部要挺直。

★〔小腿肚伸展操〕

站立時右腳尖往前，跨出弓箭步。雙手放在右腳膝蓋上，彎曲膝蓋，把身體的重心放在右腳，藉此伸展左腳的小腿肚，換邊時也照樣做。

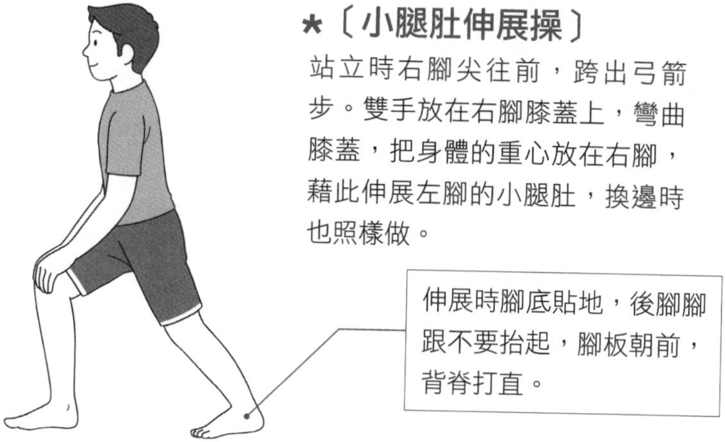
伸展時腳底貼地，後腳腳跟不要抬起，腳板朝前，背脊打直。

每週伸展2～3次，維持肌肉量

人和血管會一起變老，肌肉也一樣。隨著年紀增長，肌肉會不斷減少，體脂肪則會增加，人體的構造就是如此。若再加上缺乏運動，肌肉更容易減少，相對地，脂肪就會大舉入侵，導致運動功能下降。

當肌肉減少，基礎代謝率也會降低，身體不容易消耗卡路里，脂肪就會以肚子為中心開始囤積，使代謝率下降，陷入惡性循環中。這樣一來，就會加速老化，使身體狀況開始走下坡，血管也會越來越虛弱，難以預防血管疾病。

換句話說，想戰勝衰老，鍛鍊肌肉也很重要。實行P158的伸展操，可以提升肌肉的柔軟度，再透過健走降低體脂肪，能鍛鍊下半身所需的肌肉。如果再搭配肌力訓練，更能預防血管疾病。

●下雨無法健走時，也可用肌力伸展操代替

現在，我將介紹日本自治醫科大學附屬醫院，用來改善高血壓與預防血管疾病的肌力訓練操。血管保健運動可以改善高血壓，重點在於促進血液循環，卻不會讓人氣喘吁吁。

接下來要介紹的肌力訓練操，是根據前述的考量設計而成，以溫和的動作鍛鍊全身肌肉。這些訓練操能在家裡做，也很容易持續，可以搭配健走與伸展操，以每週做2～3次為目標。此外，碰到雨天或天氣太熱、太冷，無法在室外運動時，也可以用肌力訓練操代替健走。

4個動作
效果100%

【血管保健伸展操】

運動時的基本原則

請連續做完 4 個伸展操（一般約需 6～8 分鐘）。
若太忙時，也可只做其中一個。

POSE 1

擺手踏腳操 30秒

大幅度的擺動手腳，促進全身血液循環。

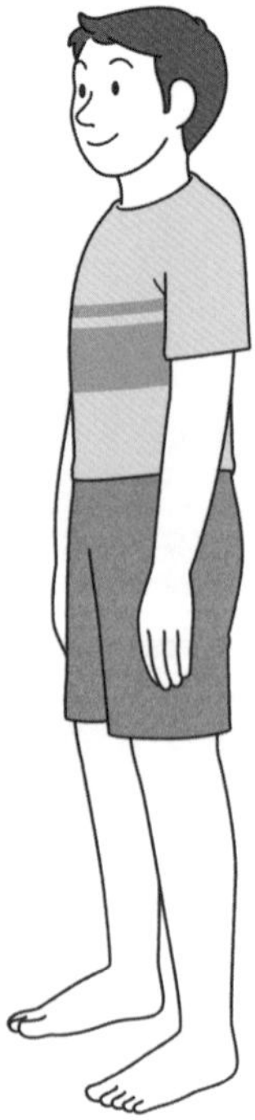

1 雙腳張開與肩同寬，背脊挺直，呈站立姿勢。

2 同時抬起右手與左腳，與地面平行，持續 1 秒再放下。

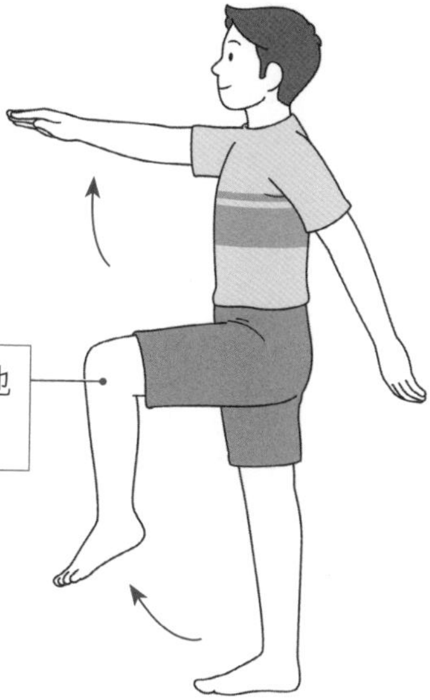
大腿抬高至與地面平行。

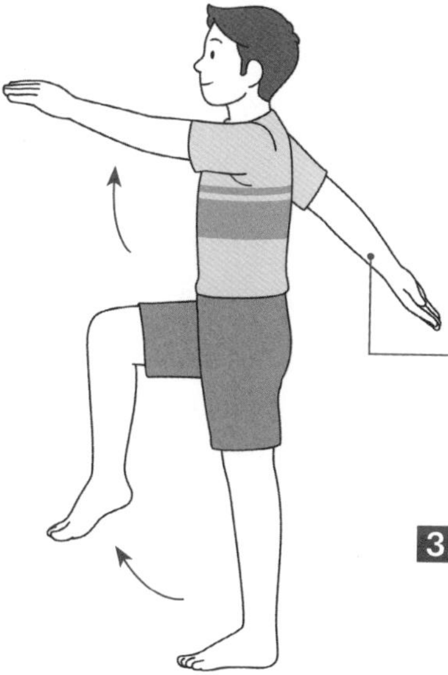
習慣之後，可以加大手臂擺動的幅度。

3 另一側（左手與右腳）重複剛才的動作，接著再重新開始。

▶ **完成擺手踏腳操後，呼吸會稍微加快，請休息約 2 分鐘，等呼吸回穩後，再進行下一個動作。**

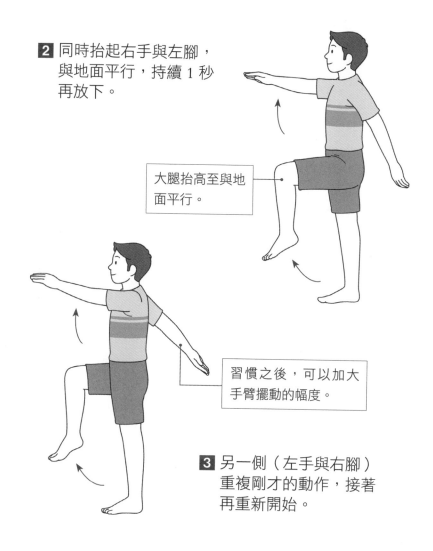

POSE 2

大腿蹲舉操 30次

能鍛鍊腰部與腿部的肌肉，改善身體的血液循環。蹲舉操的效果很好，可搭配椅子進行，既簡單又安全。建議動作要在5～7秒內完成。

1 雙腳張開與肩同寬，背脊挺直，站在椅子前方。

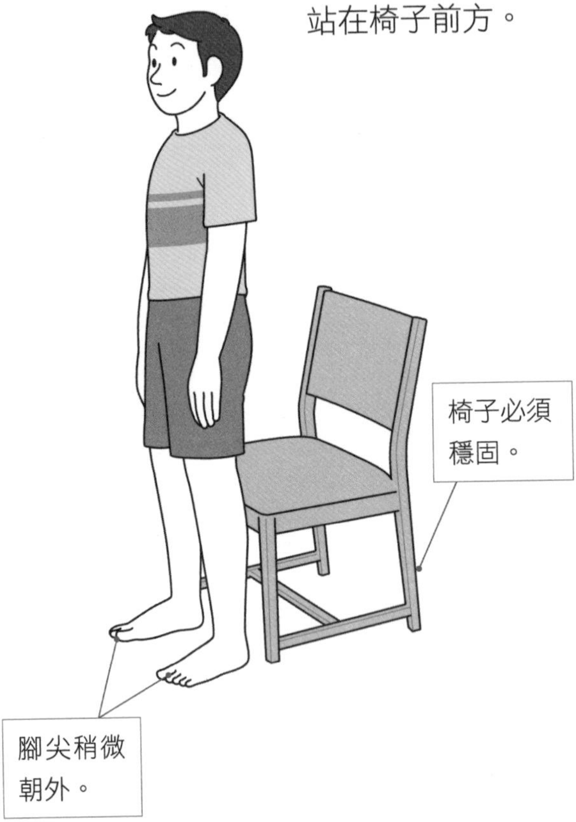

2 眼睛往前看，背脊挺直、慢慢坐到椅子上，同時吐氣。

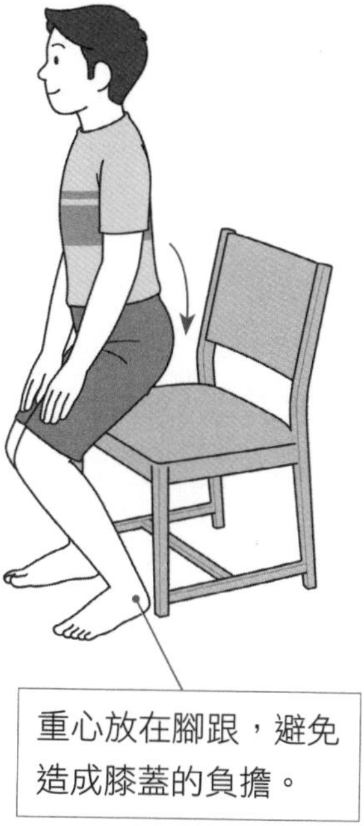
重心放在腳跟，避免造成膝蓋的負擔。

3 坐下後休息 1 秒，接著再緩緩站立，同時吸氣。接著再重複開始。

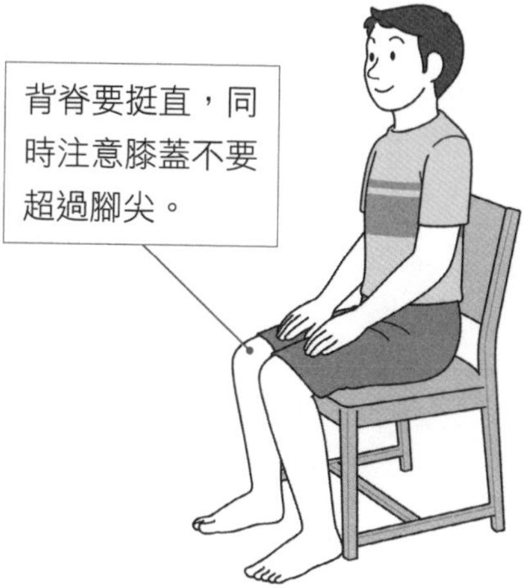
背脊要挺直，同時注意膝蓋不要超過腳尖。

▶ **步驟 ❷～❸ 要慢慢做，如果做操時氣喘吁吁，就代表運動強度已經超過身體的負荷，必需放慢速度，慢慢做就好，等到習慣後，身體就不容易覺得喘。**

仰臥抬腿操 10次

POSE 3

因為仰臥起坐必須抬起上半身，如果覺得辛苦，不妨嘗試這個動作，可鍛鍊腹肌與其他肌肉，並促進血液循環。

1 仰躺之後，膝蓋彎曲約 90 度，手臂微開貼在地上。

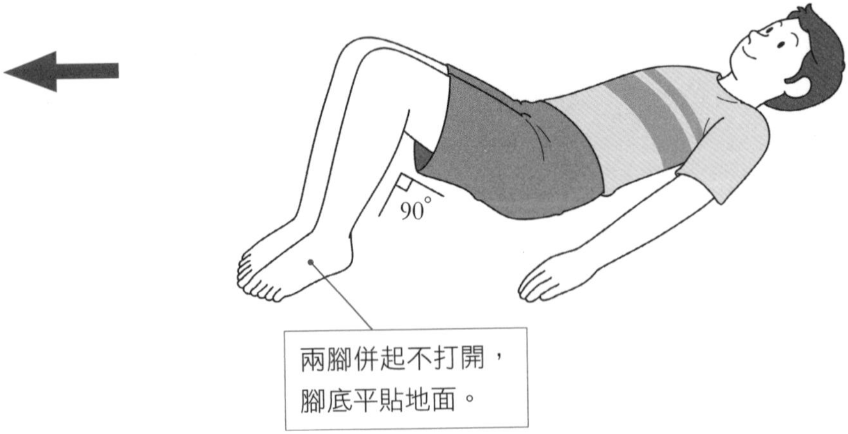

2 腹部用力，抬起雙腿，慢慢貼近胸部，維持 1 秒後，再回到原本的姿勢。接著再重複相同動作。

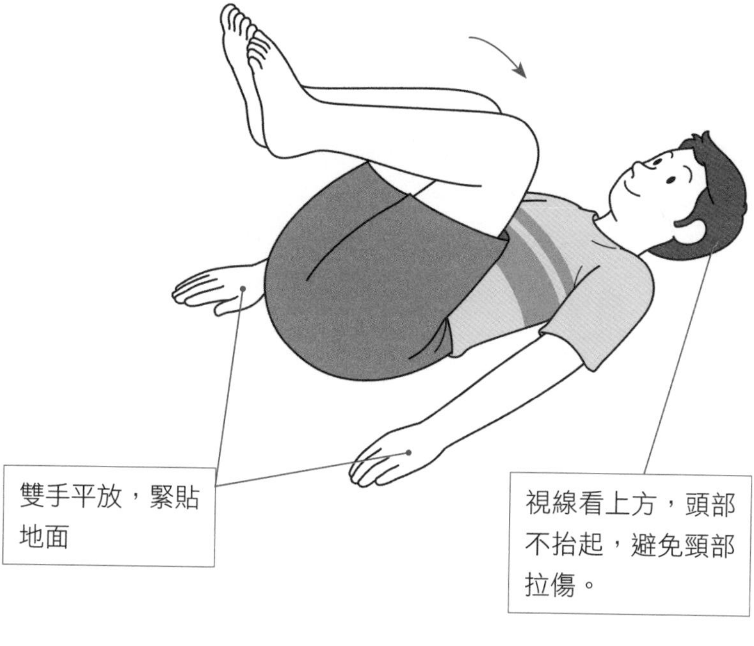
雙手平放，緊貼地面
視線看上方，頭部不抬起，避免頸部拉傷。

POSE 4

仰式畫圓操 10次

這個運動可以鍛鍊全身肌肉，改善身體血液循環，也能促進末稍血液的流動。

1 仰躺之後，將身體打直，手臂微開貼在地上。

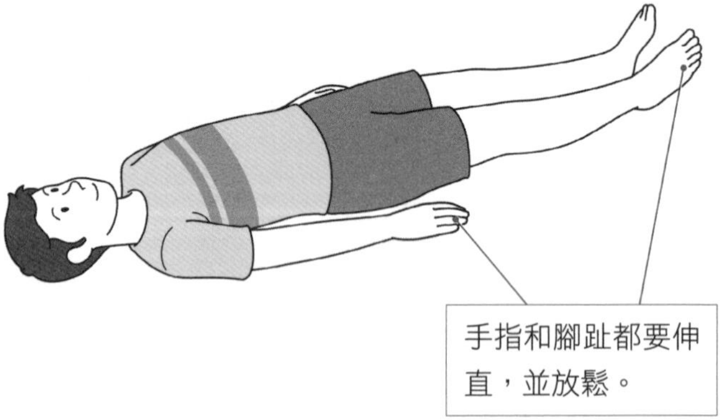

2 將右手往上伸，畫出半圓形，左腳也同時慢慢向上抬。

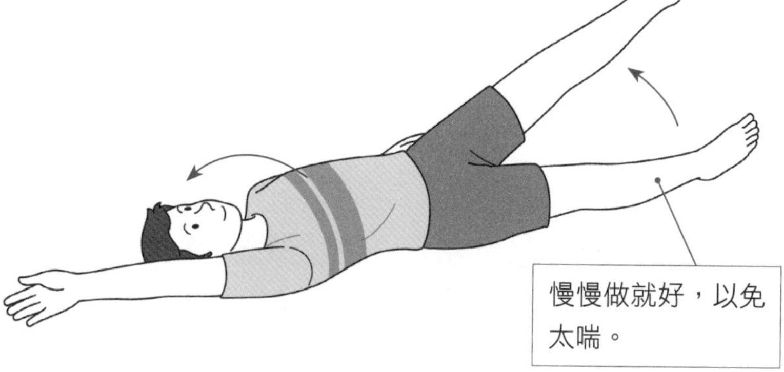

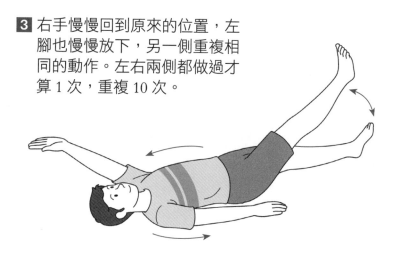

3 右手慢慢回到原來的位置，左腳也慢慢放下，另一側重複相同的動作。左右兩側都做過才算 1 次，重複 10 次。

▶ 習慣後如果想增加負荷，可在手腕或手腳綁上市售沙袋，從 500 公克開始，依能力慢慢增加。

Column 4

太劇烈的運動，對血管沒有好處

健走等輕度運動，可以有效保養血管，但是，需要爆發力或是與對手一較高下的運動，反而會帶給血管很大的負擔。**像是短跑、激烈的球類運動（如網球、桌球、羽毛球等）、高強度的肌力訓練等，容易讓血壓急遽上升，不適合作為血管保健運動。**

另外，高血壓、糖尿病、高血脂等，屬於動脈硬化的高危險群患者，在打高爾夫球或慢跑時也要很小心。尤其是大熱天容易流汗缺水，易因中風或心肌梗塞發作而倒下。

● 喝醉時千萬別打球，避免造成血栓

打高爾夫球時，會讓血壓與脈搏產生劇烈變動，如果又在打球前或打球時喝啤酒等酒精類飲料，會因為利尿效果，讓身體流失更多水分，使血液濃度上升，也很容易形成血栓而突然引發血管疾病。此外，宿醉打球也是很危險的行為。

慢跑雖然是有氧運動，但是對身體的負荷量比健走大，也很容易使血壓或脈搏產生劇烈變動。尤其是血管疾病的高危險群要特別小心，請盡量先向主治醫師諮詢，選擇適合自己的運動。

血管保養要趁早，持之以恆最重要

經過先前的介紹，相信各位都已經了解該如何自我保健，打造不會受到血管疾病侵襲的「強韌血管」；那麼，接下來就要開始執行。

實行自我保健時，不需要一開始就做足全套，可以先從自己感興趣的項目開始，養成習慣後，再逐漸增加新的項目。**「血管保健」是一輩子的事，重點在於持之以恆，不必過度勉強自己。**

● 定時測量血壓、體重，能記錄下來更好

剛開始的時候，建議先測量並記錄自己的血壓與體重，這是血管健康程度的指標。透過數字掌握身體的狀態，就能親身體會自我保健的成效，成為極大

的動力。可以選擇專用的小冊子記錄健康狀態，如果嫌麻煩，也可以記錄在日常使用的手帳裡。

幾個月或幾年後回顧，就可以看到自己當時的身體狀況與生活型態。我們可以設定自我保健的目標，例如把高血壓降到正常範圍的高標，或是把ＢＭＩ值從28降到25，這時候請盡量每天測量。

基本上，**請在每天的同一時間點測量**，如起床上廁所後、早餐前測量體重與血壓，建立固定的生活步調，有助於養成測量數值的習慣。近年來，家用血壓計與體重計越來越精準，價格也比較便宜；**使用測量上臂血壓的血壓計，可信度比較高。**

達到目標值後，也要努力維持

只要持之以恆，一定會看到自我保健的效果。當你發現自己的努力，確實改善身體與血管的狀態，會感到非常充實。走在同樣的天空下，自己卻已經和幾個月前不同，神清氣爽又充滿自信。

改善血壓與體重，恢復到健康血管的標準，接下來的重點就是持之以恆。**可以持續每天測量，也可以改為每週測量2～3次。**

我每週會測量血壓與體重2次，確定維持在相同的數值。另外，我也會隨身攜帶計步器，檢查每天是否達到足夠的步行量。

30歲開始，每年都要做健康檢查

此外，每年一定要做一次健康檢查，測量血糖與血脂等數據，有助於掌握血液與血管的健康程度。另外，讓數值維持在疾病標準線以下，或盡可能往下接近標準線，也是一種血管保健。

許多人忽略健康檢查的重要性，也不在意，不會每年都接受健檢。不過，像是以血液與血管為主的「血液檢查」，可以檢視體內的健康程度，建議一定要做。

30歲開始，每年都一定要做健康檢查，特別是「血液檢查」，尤其是40歲之後，更要了解這些檢查數值背後的意義，展開「血管保健大作戰」。（編按：日本大部分的公司都會提供年度健康檢查，台灣許多企業也有相同福利。如果沒有，除了自費健康檢查外，超過40歲的人，政府也有補助某些項目的檢查，可自行上各地區衛生所網站查詢。）

幸福的人生，從「健康」開始

請務必了解健康檢查中的項目所代表的意義，同時，也要具備保持健康的自覺，這點相當重要。不過，如果每年都接受許多額外檢查，讓心情因為檢查數據而七上八下，變成「健檢狂」，反而會形成壓力，對健康造成負面影響。

人類真的很奇妙，滿腦子想著「健康最重要」，無論如何都要維持健康的人，反而不健康；諷刺的是，越怕生病的人，越容易生病。

「生老病死」是每個人必經的路程，在我們有限的人生中，會有各種體驗，也會感到煩惱、喜悅；有時候還有憤怒、恐懼、哀傷，或是放聲大笑、感受快樂與幸福。

所謂「健康的生活」，無法完全與「整體的人生」切割。想要活出充實的人生，必須以「健康」為基礎，不過，人生也並非單為「健康」而活。

唯有「健康」，才能完成「想做的事」

我很喜歡歷史劇，也經常看日本的大河劇。遭逢歷史鉅變的人物們，綜觀他們的人生，可以看見他們「就算沒有明天，但是我還有未完成的使命，還不能死」的態度。因為死亡近在咫尺，才能專心致志，珍惜每一天。

這種「我還不能死」的心情，可以說是健康的秘訣之一。一想到過去與未來，還有很多事情想要做，就必須活得健康。因此，我在吃最喜歡的烏龍麵時，也會留著湯不喝，或是用醋醃小菜代替味噌湯、一天走7千步等，每天都努力保養身體。

早上起床打理自己、想吃什麼就自己做、把房間整理得舒舒服服、讓自己的身體與衣服乾淨清爽，並於該睡覺的時間就寢。「生活」的根本，就在於每天該做的事。或許現代人對於不斷重複的日常生活，已經無法從中發掘趣味。但是，尊重自己的生活，珍惜每一天並細細品味，真的非常重要。

「珍惜生活」與「我還不能死」的想法一樣，都是健康的秘訣之一。如果每個人都有這樣的觀念，因不良生活習慣而導致的疾病，如高血壓、糖尿病、血脂異常等，應該會大幅減少。

提早開始保養血管，別讓生命留下遺憾

「人生」是由不斷重複的日常生活所構成，轉眼間就過了40歲、接近50，再來就邁向60歲。只要保持健康，甚至能跨過70與80歲，達到90歲的高齡。

40、50歲的時候，就會了解到這樣的人生進程，也會經歷不知所措的時期。除了忙於工作外，也會因為夫妻、親子關係，或為了照顧年事已高的父母

而勞心費神，獨居的人則會對於將來感到不安，也會開始擔心自己的健康。多數人在這時候，很難正面思考。

有時候也難免會懊悔，想著：「早知如此……。」不過，只要換個觀點，就會輕鬆許多。即使沒有實現年輕時規劃的人生或目標，又有什麼關係？在有限的人生中，獲得財富或社會地位，有多大的意義呢？

只要可以隨著太陽醒來，有食物提供每天所需的能量，有個地方可以睡覺，有家人或朋友可以談天說地，就已經具備了幸福健康的基礎。即使不是走在康莊大道上，只要覺得自己沒有白白走這一遭，與心愛的人健康生活，就是幸福的極致。

相反地，某天突然感到劇痛，因為中風或心肌梗塞而倒下，實在非常痛苦。自己也會覺得事與願違，留下極大遺憾，也讓身旁的人傷心，使得原本的生活徹底變調。為了避免這樣的下場，請各位盡早開始保養，打造「強韌的血管」，一起迎向美麗的人生！

掌握血管健康的 3 大檢查

PWV 檢查（Pulse Wave Velocity，脈波傳導速度）

測量脈波（心臟輸出血液時產生的波動）傳導至手或腳的速度，計算動脈硬化的程度。如果動脈開始硬化，脈波會因為血管彈性變差而不易被吸收，使得傳導速度變快，產生較高的 PWV 數值。

〔**檢查方式**〕躺在床上，兩隻手臂與腳踝綁上袖帶，像血壓計一樣施加壓力，自動測量。所需時間約為 10～15 分鐘。

〔**正常數值**〕PWV 值：1400cm/秒以下 ABI 值：0.9～1.3

FMD 檢查（Flow Mediated Dilation，血流中介血管擴張）

測量內皮細胞釋放多少一氧化氮，藉此分析血管擴張的程度，以判斷內皮細胞的功能。如果血管擴張的程度較小，代表使血管擴張的一氧化氮數量少，顯示內皮功能衰退。

〔**檢查方式**〕手臂綁上袖帶，施加壓力以暫時抑制手臂的血液流動，接著鬆開袖帶，自動測量血管在血流恢復時的擴張程度。所需時間約為 10～15 分鐘。

〔**正常數值**〕6%以上

頸動脈超音波檢查

以超音波裝置觀察頸動脈的狀態，透過畫面觀察血管壁的厚度、血管壁的變性（是否有斑塊或血栓）等加以判斷。頸動脈較容易硬化，所以掌握該部位的狀態，可以估算全身的動脈硬化程度。

〔**檢查方式**〕躺在床上，脖子塗上凝膠，以超音波檢查的工具照出畫面。所需時間約為 20～30 分鐘。

〔**正常數值**〕血管壁的內膜與中膜厚度在 1.0mm 以下

廣　告　回　信	
台北郵局登記證	
台北廣字第03720號	
免　貼　郵　票	

采實文化 ACME PUBLISHING 采實文化事業有限公司

116台北市文山區羅斯福路五段158號7樓

采實文化讀者服務部　收

讀者服務專線：（02）2932-6098

HealthTree 健康樹 **系列**專用回函

系列：健康樹系列021

書名：血管老化，當然會中風：5 種食物，7 種保健操，血管變年輕，高血壓自己就會好！

讀者資料（本資料只供出版社內部建檔及寄送必要書訊使用）：

1. 姓名：
2. 性別：□男 □女
3. 出生年月日：民國 年 月 日（年齡： 歲）
4. 教育程度：□大學以上 □大學 □專科 □高中（職） □國中 □國小以下（含國小）
5. 聯絡地址：
6. 聯絡電話：
7. 電子郵件信箱：
8. 是否願意收到出版物相關資料：□願意 □不願意

購書資訊：

1. 您在哪裡購買本書？□金石堂（含金石堂網路書店） □誠品 □何嘉仁 □博客來 □墊腳石 □其他：＿＿＿＿＿＿（請寫書店名稱）
2. 購買本書日期是？＿＿年＿＿月＿＿日
3. 您從哪裡得到這本書的相關訊息？□報紙廣告 □雜誌 □電視 □廣播 □親朋好友告知 □逛書店看到□別人送的 □網路上看到
4. 什麼原因讓你購買本書？□對主題感興趣 □被書名吸引才買的 □封面吸引人 □內容好，想買回去做做看 □其他：＿＿＿＿＿＿（請寫原因）
5. 看過書以後，您覺得本書的內容：□很好 □普通 □差強人意 □應再加強 □不夠充實
6. 對這本書的整體包裝設計，您覺得：□都很好 □封面吸引人，但內頁編排有待加強 □封面不夠吸引人，內頁編排很棒 □封面和內頁編排都有待加強 □封面和內頁編排都很差

寫下您對本書及出版社的建議：

1. 您最喜歡本書的特點：□實用簡單 □包裝設計 □內容充實
2. 您最喜歡本書中的哪一個章節？原因是？

＿＿＿＿＿＿＿＿＿＿＿＿＿＿＿＿

＿＿＿＿＿＿＿＿＿＿＿＿＿＿＿＿

3. 本書帶給你哪些不同的觀念和幫助？

＿＿＿＿＿＿＿＿＿＿＿＿＿＿＿＿

＿＿＿＿＿＿＿＿＿＿＿＿＿＿＿＿

4. 您希望我們出版哪一類型的健康、心靈啟發書籍？

＿＿＿＿＿＿＿＿＿＿＿＿＿＿＿＿

＿＿＿＿＿＿＿＿＿＿＿＿＿＿＿＿

HealthTree 健康樹　健康樹系列021

血管老化，當然會中風：

5 種食物，7 招保健操，血管變年輕，高血壓自己就會好！
内皮細胞が活性化する食習慣で一生切れない、詰まらない「強い血管」をつくる本

作　　者	島田和幸
譯　　者	賴祈昌
出版發行	采實文化事業有限公司 116台北市文山區羅斯福路五段158號7樓 電話：02-2932-6098 傳真：02-2932-6097
電子信箱	acme@acmebook.com.tw
采實官網	http://www.acmestore.com.tw/
采實文化粉絲團	http://www.facebook.com/acmebook

總 編 輯	吳翠萍
主　　編	陳永芬
執行編輯	姜又寧
日文編輯	王琦柔
業務經理	張純鐘
業務專員	邱清暉・李韶婉・賴思蘋
行銷組長	蔡靜恩
行政會計	江芝芸・陳姵如
封面設計	張天薪
插　　畫	莊欽吉
內文排版	菩薩蠻數位文化有限公司
製版・印刷・裝訂	中茂・明和
法律顧問	第一國際法律事務所 余淑杏律師

ISBN	978-986-6228-73-5
定價	280元
初版一刷	2013年06月27日
劃撥帳號	50148859
劃撥戶名	采實文化事業有限公司

國家圖書館出版品預行編目資料

血管老化，當然會中風：5種食物，7招保健操，血管變年輕，高血壓自己就會好！
島田和幸原作；賴祈昌譯. - - 初版. - - 臺北市：采實文化，民102.06
面；　公分. -- (健康樹系列；21)
譯自：内皮細胞が活性化する食習慣で一生切れない、詰まらない「強い血管」をつくる本
ISBN　978-986-6228-73-5（平裝）
1.健康法　2.健康飲食

411.1　　102008597